受験生の皆さんへ

　過去の問題に取り組む目的は、(1)出題傾向(2)出題方式(3)難易度(4)合格点を知り、これからの受験勉強に役立てることにあります。出題傾向などがつかめれば目的は達成したことになりますが、それを一歩深く進めるのが、受験対策の極意です。

　せっかく志望校の出題と取り組むのですから、本番に即した受験対策の場に活用すべきです。では、どうするのか。

　第一は、実際の入試と同じ制限時間を設定して問題に取り組むこと。試験時間が六十分なら六十分以内で挑戦し、時間配分を感覚的に身に付ける訓練です。

　二番目は、きっちりとした正答チェック。正解出来なかった問題は、正解できるまで、徹底的に攻略する心構えが必要です。間違えた場合は、単なるケアレスミスなのか、知識不足が原因のミスなのか、考え方が根本的に間違えていたためのミスなのか、きちんと確認して、必ず正解が書けるようにしておく。

　正答が手元にある過去問題にチャレンジしながら、正解できなかった問題をほったらかしにする受験生もいます。そのような受験生に限って、他の問題集をやっても、間違いを放置したまま、次の問題、次の問題と単に消化することだけに走っているのではないかと思います。過去問題であれ問題集であれ、間違えた問題は、正解できるまで必ず何度も何度も繰り返しチャレンジする。これが必勝の受験勉強法なことをお忘れなく。

入試問題検討委員会

【本書の内容】

1. 本書は過去6年間の薬学部の学校推薦型選抜入試の問題と解答を収録しています。また、解答用紙は、大学から入手できた公開可能なものは、すべて掲載しています。
2. 英語・数学・化学（化学は、令和4年度から）の問題と解答を収録しています。尚、大学当局より非公表の問題は掲載していません。
3. 現在受験生を指導している、すぐれた現場の先生方による解答解説を掲載しています。
4. 本書は問題の微細な誤りをなくすため、実物の入試問題を大学より提供を受け、そのまま画像化して印刷しています。
5. 解答後の記録、分析のためにチェックシートを掲載しています。 実力分析、課題発見等にご活用ください。（目次の後に掲載しています。コピーをしてご活用ください。）

尚、本書発行にご協力いただきました先生方に、この場を借り、感謝申し上げる次第です。

目　次

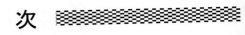

_____ 年度 　　　 大学 　　　 学部 　　 <u>科目</u> _____

月　　日実施

【問題No.　】	目標	実際	〈評価と気付き〉
時間	分	分	
得点率	%	%	

【問題No.　】	目標	実際	〈評価と気付き〉
時間	分	分	
得点率	%	%	

【問題No.　】	目標	実際	〈評価と気付き〉
時間	分	分	
得点率	%	%	

【問題No.　】	目標	実際	〈評価と気付き〉
時間	分	分	
得点率	%	%	

【問題No.　】	目標	実際	〈評価と気付き〉
時間	分	分	
得点率	%	%	

【問題No.　】	目標	実際	〈評価と気付き〉
時間	分	分	
得点率	%	%	

【問題No.　】	目標	実際	〈評価と気付き〉
時間	分	分	
得点率	%	%	

【問題No.　】	目標	実際	〈評価と気付き〉
時間	分	分	
得点率	%	%	

【問題No.　】	目標	実際	〈評価と気付き〉
時間	分	分	
得点率	%	%	

【Total】	目標	実際	《総合評価》 （解答の手順・時間配分、ケアレスミスの有無、得点の獲得状況等）
時間	分	分	
得点率	%	%	

【得点アップのための対策】

・

・

・

・

実行完了日

　　/

　　/

　　/

　　/

《チェックシート》　※解答後の分析にご活用ください

令和6年度

問 題 と 解 答

英　語

問題

（2科目　60分）

6年度

〔Ⅰ〕　次の英文の空所（　　A　　）〜（　　F　　）を埋めるのに最も適当なものを下の1〜9の中から選びその番号を記入せよ。ただし，文頭にくる選択肢も小文字ではじめてある。

Today, many people have simple robots in their homes that can clean their carpets. There are also robot security guards patrolling buildings at night, robot guides, and robot factory workers. In 2006, it was estimated that there were 950,000 industrial robots and 3,540,000 service robots working in homes and buildings. In the coming decades, (　　A　　) in several directions. But these robots won't look like the ones of science fiction.

The greatest impact may be felt in what are called expert systems, software programs that can understand the wisdom and experience of a human being. In the near future we may talk to screens on our walls and communicate with the friendly face of a robodoc (robot doctor) or robolawyer.

This field is called heuristics, that is, following a formal, rule-based system in order to find an acceptable solution fairly quickly. (　　B　　), we will talk to the face in the wall screen and give it our preferences for the trip: how long, where to, which hotels, and what price range. The expert system will already know our preferences from past experiences and then contact hotels, airlines, etc., and give us the best options. But instead of talking to it in a casual way, we will have to use (　　C　　). Such a system can rapidly perform any number of useful tasks. You just give it orders, and it makes a reservation at a restaurant, checks for the location of stores, orders groceries and takeout, reserves a plane ticket, etc.

Perhaps the most practical application will (　　D　　). For example, at the present time if you feel sick, you may have to wait hours in an emergency room before you see a doctor. In the near future, you may simply go to your wall screen and talk to a robodoc. You will be able to change the face, and even the personality, of the robodoc that you see with the push of a button. The friendly face (　E　) will ask a simple set of questions. How do you feel? Where does it hurt? When did the pain start? How often does it hurt? Each time, you will respond by choosing from a simple set of answers. You will answer (　F　) but by speaking.

[出典：Kaku, Michio. (2012). *Physics of the Future*. Penguin Books に基づく]

1. be in medical care
2. if there is a TV personality we like
3. the field of robotics may blossom
4. a clear and precise language that it understands
5. a new system that controls us
6. not by typing on a keyboard
7. when we need to plan a vacation
8. be in a real medical treatment room you often visit
9. you see in your wall screen

〔Ⅱ〕　次の(a)〜(h)の各文の空欄に入れるのに最も適切な語(句)を一つずつ選び，その番号を記入せよ。

(a)　Emma and her brother are considering (　　　　) in the charity walk, which aims to raise money for children in need.

　　　1．organizing　　　　　　　2．taking part

　　　3．to dress up　　　　　　　4．to participate

(b)　While smartphones have wonderful features that we rely on every day, they also have many hidden functions that we are not (　　　　) of.

　　　1．aware　　　2．familiar　　　3．noticing　　　4．known

(c)　The local government is planning to (　　　　) out a survey to monitor the impact of the new policy.

　　　1．run　　　　　2．stand　　　　　3．carry　　　　　4．operate

(d)　Although I tried my best to explain everything, she still didn't (　　　　).

　　　1．convince sound　　　　　2．convince sounded

　　　3．sound convince　　　　　4．sound convinced

(e)　She is an excellent gardener and transforms your garden (　　　　) you would like it to be!

　　　1．that　　　　　　　　　2．no matter

　　　3．whether　　　　　　　　4．into whatever

(f)　It's so hot today; I (　　　　) stay home and read comic books.

　　　1．can't help　　　　　　　2．don't object to

　　　3．would rather　　　　　　4．look forward to

(g) The first bicycle was invented more than two hundred years ago, and it was made almost completely (   ) wood.

    1．consisting with   2．composed of

    3．use with   4．out of

(h) In 1969, Neil Armstrong and Buzz Aldrin became the first humans to (   ) on the Moon as part of the Apollo 11 space mission.

    1．land   2．reach   3．enter   4．raise

〔Ⅲ〕　次の(a)～(d)において，下線部の発音が見出し語と同じものを 1 ～ 4 の中から
一つ選び，その番号を記入せよ。

(a)　junior
　　　1．reluctant　　　2．improvement　　3．sugar　　　4．open

(b)　average
　　　1．comfortable　　2．admiration　　3．atmosphere　4．brake

(c)　crisis
　　　1．island　　　　2．minister　　　3．thief　　　4．initiative

(d)　blow
　　　1．economy　　　2．proudly　　　3．flood　　　4．disposal

〔IV〕　次の日本文の意味を伝えるように英文の（　a　）〜（　f　）の空欄に
1〜7の語(句)を入れ，その番号を記入せよ。なお，使わない語(句)が各問に
一つずつある。

A．誰も非難されるのは好きではないし，私たちのほとんどが弱点を指摘され
ることに過敏である。

No one likes to (　a　)(　b　), and most of us are sensitive
(　c　)(　d　)(　e　)(　f　).

1．we are　　2．be　　　3．pointed out　　4．our weak points
5．about　　　6．having　　7．criticized

B．その電車は混んでいて，われわれはお互いの近くに座ることができなかっ
た。

The train was crowded, (　a　)(　b　)(　c　) for us to
(　d　)(　e　)(　f　).

1．one　　　2．sit near　　3．cannot　　4．it
5．making　　6．another　　7．impossible

C．保育所の数は，増えている需要についていっていない。

The number of childcare facilities has not (　a　)(　b　)
(　c　) to (　d　)(　e　)(　f　) the increasing demand.

1．enough　　2．with　　3．up　　　4．reach
5．grown　　6．fast　　　7．keep

数　学

問題

（2科目　60分）

6年度

[I] 次の □ をうめよ。答は解答用紙の該当欄に記入せよ。

(i) 2次方程式 $2x^2 + 3x - 1 = 0$ の2つの解を α, β とするとき，

$\left(\dfrac{1}{\alpha} - 1\right)\left(\dfrac{1}{\beta} - 1\right)$ の値は | (1) | である。

(ii) △ABC において，∠A の二等分線と辺 BC の交点を D とする。
AB $= 5$，AC $= 7$，BC $= 6$ のとき，線分 AD の長さは | (2) | である。

(iii) $\sin\alpha + \cos\beta = \dfrac{1}{7}$，$\cos\alpha + \sin\beta = \dfrac{3}{7}$ のとき，
$\sin(\alpha + \beta)$ の値は | (3) | である。

(iv) 1個のさいころを n 回投げて少なくとも1回は3の倍数の目が出る
確率を P_n とするとき，$P_n \geqq 0.97$ をみたす n の最小値は | (4) |
である。ただし，$\log_{10} 2 = 0.3010$，$\log_{10} 3 = 0.4771$ とする。

[II] （記述問題）

放物線 $C : y = x^2 - 2x + 3$ 上の点 P$(3, 6)$ における放物線 C の接線を ℓ
とし，接線 ℓ と y 軸の交点を Q とする。また，点 Q から放物線 C に引
いた2本の接線のうち接線 ℓ とは異なる接線を m とする。このとき，
次の問に答えよ。

(i) 接線 ℓ，および接線 m の方程式を求めよ。

(ii) 接線 ℓ，接線 m，および放物線 C で囲まれた部分の面積を求めよ。

化 学

問題

（2科目　60分）

6年度

1 次の文を読み，下の**問1**〜**問6**に答えよ。

周期表の ア 族に属するフッ素，塩素，臭素，ヨウ素はハロゲンという。ハロゲンの原子は価電子を7個もち，1価の陰イオンになりやすい。ハロゲンの単体は二原子分子からなる有色，有毒の物質であり，酸化力が強い。また，原子番号の大きいものほど，融点や沸点が イ 。
(a)

塩素は，実験室では，酸化マンガン(Ⅳ)に濃塩酸を加えて加熱するか，
(b)
ウ に希塩酸を加えて発生させ， エ で捕集して得られる。塩素は水に少し溶け，その一部が水と反応して，塩化水素と次亜塩素酸を生じる。次亜塩素酸は弱酸であるが，次亜塩素酸イオンが強い酸化作用をもつので，塩素水は殺菌剤や漂白剤などに用いられる。

ヨウ素は，常温で黒紫色の固体で，常温・常圧で固体が液体にならず直接気体へ変化する。水にほとんど溶けないが，ヨウ化カリウム水溶液に溶けて褐色の溶
(c)
液となる。この溶液はデンプン水溶液と反応して青紫色を示し，デンプンの検出
(d)
に用いられる。

問1 文中の空欄 ア および イ に最も適するものを，次の（1）〜（6）から選び，番号で答えよ。

（1）　1　　　　　　（2）　2　　　　　　（3）　17

（4）　18　　　　　（5）　高　い　　　　（6）　低　い

問2 文中の**下線部**(a)について，水溶液中で反応が**起こらない**組み合わせを，次の（1）〜（4）から選び，番号で答えよ。

（1）　KI と Br$_2$　　　　（2）　KBr と Cl$_2$

（3）　KBr と I$_2$　　　　（4）　KI と Cl$_2$

問3 文中の**下線部**(b)について，この反応の化学反応式を記せ。

問4　文中の空欄　ウ　および　エ　にあてはまる語句の組み合わせと
　　して最も適するものを，次の（1）～（6）から選び，番号で答えよ。

	ウ	エ
（1）	高度さらし粉	上方置換
（2）	高度さらし粉	下方置換
（3）	高度さらし粉	水上置換
（4）	消石灰	上方置換
（5）	消石灰	下方置換
（6）	消石灰	水上置換

問5　文中の**下線部**(c)について，このような変化を何とよぶか。最も適切な語句
　　を**漢字2文字**で答えよ。

問6　文中の**下線部**(d)について，この呈色反応を何とよぶか。

2　次の文を読み，下の問1〜問4に答えよ。

　　医薬品の保存中に分解反応がおこって含量が減少し，期待した効果が得られないなどの不具合が生じる場合がある。したがって，この分解反応の速さ，すなわち反応速度を調べることは，医薬品の保存期間や保存条件を考える上で非常に重要となる。

　　反応が一定体積の中でおこる場合，反応速度は，単位時間当たりの物質の濃度の変化量で表される。一般に，温度が一定であれば，反応物の濃度が大きいほど反応速度は大きくなる。したがって気体反応では，一定体積で　ア　が大きいほど，反応速度が大きくなる。また，他の条件が一定ならば，温度が大きいほど反応速度が大きくなる。これは，高温では　イ　エネルギーより大きなエネルギーをもつ粒子の割合が増えるためである。

　　一定体積の容器にヨウ化水素 HI を入れ，高温で一定温度に保つと，次の分解反応が起こる。

$$2HI \longrightarrow H_2 + I_2$$

　　この分解反応において，反応時間を Δt，その時間での HI のモル濃度の変化量を $\Delta[HI]$ とすると，HI の平均の分解速度は　ウ　，H_2 および I_2 の平均の生成速度は　エ　と表される。実際に反応速度を求めるためには，実験を行い反応速度と濃度との関係を調べる必要がある。これまでの実験結果から，HI の分解反応の反応速度 v は，HI の濃度の2乗に比例し，$v = k[HI]^2$（k は比例定数）という式で表せることが知られている。このように反応速度と濃度の関係を表した式を反応速度式といい，比例定数 k を反応速度定数という。実験では，反応物の初濃度を変えて反応速度を求めることで，反応速度式を決定することができる。

問1　文中の空欄　ア　および　イ　にあてはまる語句として最も適するものを，次の（1）〜（6）から選び，番号で答えよ。

（1）分子量　　　（2）原子番号　　　（3）分　圧

（4）結　合　　　（5）活性化　　　　（6）熱

問2　文中の空欄　ウ　および　エ　にあてはまる式を，次の（1）～
（6）から選び，番号で答えよ。

（1）　$\dfrac{1}{2} \times \dfrac{\varDelta[\mathrm{HI}]}{\varDelta t}$　　　　（2）　$\dfrac{\varDelta[\mathrm{HI}]}{\varDelta t}$　　　　（3）　$2 \times \dfrac{\varDelta[\mathrm{HI}]}{\varDelta t}$

（4）　$-\dfrac{1}{2} \times \dfrac{\varDelta[\mathrm{HI}]}{\varDelta t}$　　　　（5）　$-\dfrac{\varDelta[\mathrm{HI}]}{\varDelta t}$　　　　（6）　$-2 \times \dfrac{\varDelta[\mathrm{HI}]}{\varDelta t}$

問3　文中の下線部(a)について，過酸化水素の分解反応を調べた。

$$2H_2O_2 \longrightarrow 2H_2O + O_2$$

一定温度で，0.90 mol/L の過酸化水素 10 mL に酸化マンガンを加えたところ，2分間で酸素 2.0×10^{-3} mol が発生した。2分間の過酸化水素の平均の分解速度 [mol/(L·min)] はいくらか。**有効数字2桁**で求めよ。なお，分解反応での体積変化は無視する。

問4　文中の下線部(b)について，A＋B→C で表される反応のA，Bの初濃度（mol/L）を変えて，Cの反応初期の平均の生成速度 v[mol/(L·s)] を調べた。その結果が下表である。反応速度定数を k として，この反応の反応速度式を解答欄の例にならって記せ。ただし，AおよびBの濃度をそれぞれ，[A], [B] で表すものとする。

実験	Aの初濃度 [A]（mol/L）	Bの初濃度 [B]（mol/L）	Cの平均の生成速度 v [mol/(L·s)]
1	0.50	0.30	0.8
2	1.00	0.30	1.6
3	0.50	0.15	0.2

3　エステルについて述べた次の文を読み，下の**問1**～**問4**に答えよ。

　　アルコールの　ア　基とカルボン酸の　イ　基から水分子が失われる
とエステル結合が生じる。エステル結合をもつ化合物をエステルといい，この反
応をエステル化という。逆に，希硫酸を触媒としてエステルに水を加えて加熱す
ると，カルボン酸とアルコールが生じる。この反応をエステルの　ウ　とい
う。エステル化や　ウ　は，　エ　反応である。
　　カルボン酸がエステルに変換されると性質が大きく変わる。たとえば，酢酸と
エタノールから生じる酢酸エチルは，もとのカルボン酸である酢酸と比べて沸点
が低く，揮発性が大きい。酢酸エチルは，芳香をもつ無色の液体で，水に溶けに
くい性質があり，有機溶媒や香料などに広く利用されている。果実の芳香はエス
テルによるものが多い。

問1　文中の空欄　ア　～　エ　に最も適する語句を次の（1）～（9）
　　から選び，番号で答えよ。

　　（1）　カルボキシ　　　（2）　カルボニル　　　（3）　ヒドロキシ

　　（4）　カップリング　　（5）　加水分解　　　　（6）　脱　水

　　（7）　可　逆　　　　　（8）　不可逆　　　　　（9）　中　和

問2　文中の**下線部**(a)で起こる反応を化学反応式で表せ。

問3　文中の**下線部**(a)の反応で生じる水の酸素原子は，酢酸とエタノールのどち
　　らに由来するか，次の（1）および（2）から選び，番号で答えよ。

　　（1）　酢　酸　　　　　　（2）　エタノール

問4　文中の**下線部**(b)のような性質の変化が生じる理由を簡潔に述べよ。

英　語

解答

6年度

I

〔解答〕

(A)　3　　(B)　7　　(C)　4
(D)　1　　(E)　9　　(F)　6

〔出題者が求めたポイント〕

選択肢訳

1．医療分野にある
2．もし私たちの好きなテレビタレントがいれば
3．ロボット工学の分野が花開くかもしれない
4．それ（＝エキスパート・システム）が理解する明確で
　　正確な言語
5．私たちをコントロールする新しいシステム
6．キーボードを打つのではなく
7．私たちが休暇の計画を立てる必要があるとき
8．あなたがよく行く本物の診療室にいる
9．壁のスクリーンにあなたが見る

〔全訳〕

　今日、多くの人々は家庭にカーペットを掃除してくれる簡単をロボットを所有している。また、夜間にビルを巡回する警備員ロボットや、ガイドロボット、工場で働くロボットもいる。2006 年には、95 万台の産業用ロボットと 354 万台のサービスロボットが家庭やビルで働いていたと推定される。今後数十年で、いくつかの方面で(A)ロボット工学の分野は花開くかもしれない。しかし、これらのロボットは、SF のロボットのようには見えないだろう。

　最も大きな影響は、人間の知恵や経験を理解することができるとされる、エキスパート・システムと呼ばれるソフトウェアプログラムにおいて感じられるかもしれない。近い将来、私たちは壁に貼られたスクリーンに話しかけ、ロボドック（ロボットドクター）やロボロイヤー（ロボット弁護士）の優しい顔とコミュニケーションをとる可能性がある。

　この分野はヒューリスティックと呼ばれる。つまり、形式的なルールに基づいたシステムに従って、かなり迅速に、期待に沿った解決策を見つけることである。(B)休暇の計画を立てる必要があるとき、私たちは壁のスクリーンに映し出された顔に話しかけ、旅行の希望（期間、行き先、ホテル、価格帯）を伝える。エキスパート・システムはすでに過去の経験から私たちの好みを知っており、ホテルや航空会社などに問い合わせ、最適な選択肢を提示してくれる。しかし、私たちはエキスパート・システムに気軽に話しかけるのではなく、(C)それが理解できる明確で正確な言葉を使わなければならない。こうしたシステムは、有用なタスクをいくらでも迅速に遂行することができる。命令を与えるだけで、レストランを予約したり、店の場所を調べたり、食料品を注文してテイクアウトしたり、航空券を予約したりする。

　おそらく最も実用的な活用は(D)医療分野にあるだろう。たとえば今もし具合が悪いと感じても、医者に診てもらうまでに緊急治療室で何時間も待たなければならないかもしれない。近い将来、あなたは壁のスクリーンに向かってロボドックに話しかけさえすればよい。ボタンを押しさえすれば、あなたは、あなたが見るロボドックの顔や性格さえも変えることができる。(E)壁のスクリーンにあなたが見るフレンドリーな顔は、簡単な質問を投げかけてくる。気分はどうですか？　どこが痛いですか？　痛みはいつからですか？　どのくらいの頻度で痛みますか？　その都度、あなたは簡単な答えから選んで返答する。(F)キーボードを打つのではなく、話すことによってあなたは答えるのだ。

II

〔解答〕

(a)　2　　(b)　1　　(c)　3　　(d)　4
(e)　4　　(f)　3　　(g)　4　　(h)　1

〔出題者が求めたポイント〕

(a)　consider の目的語には、名詞か動名詞がくる。take part in「～に参加する」。
(b)　be aware of「～に気づいている」。familiar は、後ろの前置詞が with なら可。
(c)　carry out「～を実施する」。
(d)　sound ＋ 形容詞で「～に聞こえる、思われる」。convinced「納得している」
(e)　transform A into B「A を B に変える」。whatever は関係代名詞の what を強調した形で、anything which と言い換えることが可能。したがって、whatever you would like it to be を直訳すると「あなたがそれ（＝庭）にそうあってほしいと思うあらゆるもの」となる。
(f)　would rather A（than B）「（B よりむしろ）A したい」。A, B には動詞の原形がくる。他の選択肢、can't help, don't object to, look forward to の後ろには動詞の原形は来れない（名詞または動名詞がくる）。
(g)　be made out of「～で作られている」
(h)　land「着陸する、上陸する」。land on the Moon で「月に着陸する」

〔問題文訳〕

(a)　エマと彼女の兄は、困っている子供たちのために募金を集めることを目的としたチャリティ・ウォークに参加することを検討している。
(b)　スマートフォンには、私たちが毎日頼りにしている素晴らしい機能がある一方で、私たちが気づいていない隠れた機能もたくさんある。
(c)　地方自治体は、新政策の影響を測定するための調査を実施する予定である。
(d)　すべてを説明するべく私は最善を尽くしたが、彼女

はまだ納得していないように思われた。
(e) 彼女は優れた庭師であり、あなたの庭をあなたの望むどんなものにも変えてくれる！
(f) 今日はとても暑いので、家にいて漫画を読んでいたい。
(g) 最初の自転車は 200 年以上前に発明され、ほぼ完全に木で作られていた。
(h) 1969 年、ニール・アームストロングとバズ・オルドリンはアポロ 11 号の宇宙ミッションの一環として、月に着陸した最初の人類となった。

Ⅲ
〔解答〕
(a) 2　(b) 3　(c) 1　(d) 4
〔出題者が求めたポイント〕
(a) junior [uː] / reluctant [ʌ] / improvement [uː] / sugar [u] / open [ou]
(b) average [æ] / comfortable [ʌ] / admiration [ei] / atmosphere [æ] / brake [ei]
(c) crisis [ai] / island [ai] / minister [i] / thief [iː] / initiative [i]
(d) blow [ou] / economy [ɑ] / proudly [au] / flood /[ʌ] disposal [ou]

Ⅳ
〔解答〕
A. (a) 2　(b) 7　(c) 5　(d) 6
　　(e) 4　(f) 3
B. (a) 5　(b) 4　(c) 7　(d) 2
　　(e) 1　(f) 6
C. (a) 5　(b) 6　(c) 1　(d) 7
　　(e) 3　(f) 2
〔出題者が求めたポイント〕
正解の英文
A. No one likes to (be) (criticized), and most of us are sensitive (about) (having) (our weak points) (pointed out).(不要語：we are)
B. The train was crowded, (making) (it) (impossible) for us to (sit near) (one) (another).
(不要語：cannot)
C. The number of childcare facilities has not (grown) (fast) (enough) to (keep) (up) (with) the increasing demand.(不要語：reach)

数　学

解答

6年度

I

〔解答〕

(i)(1)　-4　　(ii)(2)　$\dfrac{\sqrt{105}}{2}$

(iii)(3)　$-\dfrac{44}{49}$　　(iv)(4)　9

〔出題者が求めたポイント〕

(i)　2次方程式

$ax^2+bx+c=0$ の2つの解を α, β とすると，

$\alpha+\beta=-\dfrac{b}{a}$,　$\alpha\beta=\dfrac{c}{a}$

$\left(\dfrac{1}{\alpha}-1\right)\left(\dfrac{1}{\beta}-1\right)$ を展開し，代入する。

(ii)　三角比

$\cos\angle BAC=\dfrac{AB^2+AC^2-BC^2}{2\cdot AB\cdot AC}$

$\sin\angle BAC=\sqrt{1-\cos^2\angle BAC}$

$\sin^2\dfrac{\angle BAC}{2}=\dfrac{1-\cos\angle BAC}{2}$

AD$=x$ として，

△ABD の面積＋△ADC の面積＝△ABC の面積

$\dfrac{1}{2}AB\cdot AD\sin\dfrac{\angle BAC}{2}+\dfrac{1}{2}AD\cdot AC\sin\dfrac{\angle BAC}{2}$
$=\dfrac{1}{2}AB\cdot AC\sin\angle BAC$

(iii)　三角関数

$(\sin\alpha+\cos\beta)^2+(\cos\alpha+\sin\beta)^2$ の値を求め，式を展開する。

$\sin^2\alpha+\cos^2\alpha=1$,　$\sin^2\beta+\cos^2\alpha=1$

$\sin(\alpha+\beta)=\sin\alpha\cos\beta+\cos\alpha\sin\beta$

(iv)　確率，対数関数

3 の倍数は 3, 6, それ以外は 1, 2, 4, 5

従って，n 回投げて少なくとも1回は3の倍数の目が出る確率は，n 回投げてすべて3の倍数でない場合の確率を1から引く。

$P_n\geqq0.97$ の両辺を常用対数の真数にとる。

$\log_{10}\dfrac{R}{S}=\log_{10}R-\log_{10}S$,　$\log_{10}R^p=p\log_{10}R$

を使い不等式を解いて，n の最小値を求める。

〔解答のプロセス〕

(i)　$2x^2+3x-1=0$ の2つの解を α, β とする。

$\alpha+\beta=-\dfrac{3}{2}$,　$\alpha\beta=-\dfrac{1}{2}$

$\left(\dfrac{1}{\alpha}-1\right)\left(\dfrac{1}{\beta}-1\right)=\dfrac{1}{\alpha\beta}-\dfrac{1}{\alpha}-\dfrac{1}{\beta}+1$

$=\dfrac{1}{\alpha\beta}-\dfrac{\alpha+\beta}{\alpha\beta}+1=\dfrac{1}{\alpha\beta}\left\{1-(\alpha+\beta)\right\}+1$

$=-\dfrac{2}{1}\left\{1-\left(-\dfrac{3}{2}\right)\right\}+1=-2\cdot\dfrac{5}{2}+1=-4$

(ii)　$\cos\angle BAC=\dfrac{5^2+7^2-6^2}{2\cdot5\cdot7}=\dfrac{38}{70}=\dfrac{19}{35}$

$\sin\angle BAC=\sqrt{1-\left(\dfrac{19}{35}\right)^2}=\sqrt{\dfrac{864}{1225}}=\dfrac{12\sqrt{6}}{35}$

$\sin^2\dfrac{\angle BAC}{2}=\dfrac{1}{2}\left(1-\dfrac{19}{35}\right)=\dfrac{8}{35}$

$\sin\dfrac{\angle BAC}{2}=\sqrt{\dfrac{8}{35}}=\sqrt{\dfrac{280}{35}}=\dfrac{2\sqrt{70}}{35}$

AD$=x$ とする。

$\dfrac{1}{2}5\cdot x\dfrac{2\sqrt{70}}{35}+\dfrac{1}{2}7x\dfrac{2\sqrt{70}}{35}=\dfrac{1}{2}5\cdot7\cdot\dfrac{12\sqrt{6}}{35}$

$12\sqrt{70}x=210\sqrt{6}$

$x=\dfrac{210\sqrt{6}}{12\sqrt{70}}=\dfrac{210\sqrt{420}}{12\cdot70}=\dfrac{\sqrt{105}}{2}$

(iii)　$(\sin\alpha+\cos\beta)^2+(\cos\alpha+\sin\beta)^2=\dfrac{1}{49}+\dfrac{9}{49}=\dfrac{10}{49}$

$(\sin\alpha+\cos\beta)^2+(\cos\alpha+\sin\beta)^2$
$=\sin^2\alpha+2\sin\alpha\cos\beta+\cos^2\beta$
$\qquad\qquad+\cos^2\alpha+2\cos\alpha\sin\beta+\sin^2\beta$
$=2+2(\sin\alpha\cos\beta+\cos\alpha\sin\beta)$
$=2+2\sin(\alpha+\beta)$

よって，$2+2\sin(\alpha+\beta)=\dfrac{10}{49}$

$\sin(\alpha+\beta)=\dfrac{1}{2}\left\{\dfrac{10}{49}-2\right\}=-\dfrac{44}{49}$

(iv)　さいころの3の倍数の目は，3, 6の2つ。

さいころの3の倍数以外の目は，$6-2=4$

1個のさいころを n 回投げて，すべて3の倍数以外の目がでる確率は，$\left(\dfrac{4}{6}\right)^n=\left(\dfrac{2}{3}\right)^n$

1個のさいころを n 回投げて少なくとも1回は3の倍数の目が出る確率は，$P_n=1-\left(\dfrac{2}{3}\right)^n$

$1-\left(\dfrac{2}{3}\right)^n\geqq0.97$　より　$0.03\geqq\left(\dfrac{2}{3}\right)^n$

$\dfrac{3}{100}\geqq\left(\dfrac{2}{3}\right)^n$　両辺を常用対数の真数にとる。

$\log_{10}\dfrac{3}{100}\geqq\log_{10}\left(\dfrac{2}{3}\right)^n$

$\log_{10}3-\log_{10}100\geqq n(\log_{10}2-\log_{10}3)$

$0.4771-2\geqq n(0.3010-0.4771)$

$-1.5229\geqq-0.1761n$

$8.64\cdots\leqq n$

n の最小値は 9

II

〔解答〕

(i)　$l : y = 4x - 6$,　$m : y = -8x - 6$　　(ii)　18

〔出題者が求めたポイント〕

微分積分

(i)　$y = f(x)$ 上の $x = t$ における接線の方程式は，
$$y = f'(t)(x - t) + f(t)$$
$f(x) = x^2 - 2x + 3$ とすると，
l は，$f'(3)$ を求めて，$t = 3$，$f(t) = 6$ を代入する。
$x = 0$ を代入し，$y = a$ となると，$Q(0, a)$
$y = f'(t)(x - t) + f(t)$ に，
$x = 0$，$y = a$　として，t を求める。3 以外の値 t_1 を
t に代入して，m の方程式を求める。

(2)　$\displaystyle\int_{t_1}^{0} (x^2 - 2x + 3 - m \text{ の } y)dx$

$$+ \int_{0}^{3} (x^2 - 2x + 3 - l \text{ の } y)dx$$

を求める。

〔解答のプロセス〕

(i)　$f(x) = x^2 - 2x + 3$ とする。
$f'(x) = 2x - 2$，$f'(3) = 6 - 2 = 4$
$l : y = 4(x - 3) + 6 = 4x - 6$
$x = 0$，$y = -6$　$Q(0, -6)$
C 上の $x = t$ における接線の方程式は，
$$y = (2t - 2)(x - t) + t^2 - 2t + 3$$
$$= (2t - 2)x - t^2 + 3$$
これが，Q を通るので，$-t^2 + 3 = -6$
$t^2 = 9$　より　$t = \pm 3$
$t = 3$ は直線 l なので，直線 m は $t = -3$
$f'(-3) = 2 \cdot (-3) - 2 = -8$
$f(-3) = (-3)^2 - 2 \cdot (-3) + 3 = 18$
$m : y = -8(x + 3) + 18 = -8x - 6$

(ii)　$x^2 - 2x + 3 = -8x - 6$　より
$x^2 + 6x + 9 = 0$
$(x + 3)^2 = 0$　より　$x = -3$

$\displaystyle\int_{-3}^{0} (x^2 - 2x + 3 + 8x + 6)dx$

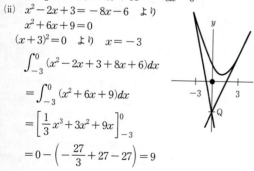

$\displaystyle = \int_{-3}^{0} (x^2 + 6x + 9)dx$

$\displaystyle = \left[\frac{1}{3}x^3 + 3x^2 + 9x \right]_{-3}^{0}$

$\displaystyle = 0 - \left(-\frac{27}{3} + 27 - 27 \right) = 9$

$\displaystyle\int_{0}^{3} (x^2 - 2x + 3 - 4x + 6)dx$

$\displaystyle = \int_{0}^{3} (x^2 - 6x + 9)dx = \left[\frac{1}{3}x^3 - 3x^2 + 9x \right]_{0}^{3}$

$\displaystyle = \frac{27}{3} - 27 + 27 - (0) = 9$

$9 + 9 = 18$

化　学

解　答

6年度

推　薦

1

〔解答〕

問1 ㋐(3)　㋑(5)　　問2(3)

問3 $MnO_2 + 4HCl \longrightarrow MnCl_2 + 2H_2O + Cl_2$

問4(2)　　問5 昇華　　問6 ヨウ素デンプン反応

〔出題者が求めたポイント〕

ハロゲン単体と化合物

〔解答のプロセス〕

問1　㋐ハロゲンは 17 族元素の別称である。

㋑原子番号が大きいほど陽子，電子数が多く，ファンデルワールス力が強いため融点，沸点は高い。

問2　2種のハロゲンを X，Y としたとき $KX + Y_2$ の反応は，①原子番号が X＞Y の場合，酸化力は X_2＜Y_2 のため反応が起こる…(1), (2), (4)

②原子番号が X＜Y の場合，酸化力は X_2＞Y_2 のため反応は起こらない…(3)

問3　MnO_2 が HCl を酸化して $MnCl_2$ になり Cl_2 が発生する。

$MnO_2 + 4HCl \longrightarrow MnCl_2 + 2H_2O + Cl_2$

問4　㋒HCl を酸化するので高度さらし粉が適当。

$Ca(ClO)_2 \cdot 2H_2O + 4HCl$
$\longrightarrow CaCl_2 + 4H_2O + 2Cl_2$

㋓Cl_2 は水に溶け易く，空気より重いので下方置換で捕集する。

問5　固体 $\longrightarrow$ 気体の状態変化を昇華という。

問6　ヨウ素分子がグルコース鎖のらせん内部に入り呈色する。

2

〔解答〕

問1 ㋐(3)　㋑(5)　　問2 ㋒(5)　㋓(1)

問3 0.20 mol/(L・min)

問4 $v = k[A][B]^2$

〔出題者が求めたポイント〕

反応速度

〔解答のプロセス〕

問1　㋐反応物の濃度が大きいと反応物粒子の衝突の回数が増えるので反応が速くなる。反応物が気体の場合圧力が高いと一定体積中の分子の数が多いので反応は速くなる。

㋑反応物の温度が高いと反応物粒子の内部エネルギーが大きく，反応に必要な活性化エネルギーより大きなエネルギーをもつ粒子が多くなるので反応は速くなる。

問2　㋒反応速度 $= \dfrac{濃度の変化量}{時間} = \dfrac{\triangle[HI]}{\triangle t}$ であるが，濃度の変化量は負であるため分解速度は

$-\dfrac{\triangle[HI]}{\triangle t}$ となる。

㋓HI 2mol から H_2，I_2 ともに 1mol 生じるから，H_2，I_2 の濃度の変化量 $\triangle[H_2]$，$\triangle[I_2]$ は $\triangle[[HI]$ の 1/2 である。よって，H_2，I_2 の生成速度は HI の分解速度の 1/2 である。生成なので，速度は正。

問3　H_2O_2 2mol から O_2 1mol が生じるから，O_2 が 2.0×10^{-3} mol 生じたときの H_2O_2 の分解量は 4.0×10^{-3} mol，

$濃度減少量 = \dfrac{4.0 \times 10^{-3}\,mol}{10 \times 10^{-3}\,L} = 0.40\,mol/L$

$分解速度 = \dfrac{0.40\,mol/L}{2\,min} = 0.20\,mol/(L \cdot min)$

問4　[B]の値が同じ実験1と2を比べると，[A]が2倍になったとき v は2倍になっているから，v は[A]に比例するとわかる。

[A]の値が同じ実験1と3を比べると，[B]が1/2になったとき v は1/4になっているから，v は[B]の2乗に比例するとわかる。

よって反応速度式は　$v = k[A][B]^2$ となる。

3

〔解答〕

問1 ㋐(3)　㋑(1)　㋒(5)　㋓(7)

問2 $CH_3COOH + C_2H_5OH \longrightarrow CH_3COOC_2H_5 + H_2O$

問3(1)

問4 酢酸はカルボキシ基の部分で分子間に水素結合が生じているが，酢酸エチルにはカルボキシ基もヒドロキシ基もなく分子間に水素結合が生じていない。

〔出題者が求めたポイント〕

エステルの生成

〔解答のプロセス〕

問1　カルボン酸 RCOOH とアルコール R'OH の混合物に少量の濃硫酸を加えて熱すると，カルボン酸のカルボキシ基㋑とアルコールのヒドロキシ基㋐の部分で水分子が取れてエステル結合−COO−が生じて結合し，エステル R−COO−R' が生じる。この反応をエステル化という。

逆にエステルと水と少量の硫酸の混合物を熱するともとのカルボン酸とアルコールが生じる。この反応をエステルの加水分解㋒という。

エステル化，エステルの加水分解は反応式の左辺 $\longrightarrow$ 右辺，右辺 $\longrightarrow$ 左辺の反応であり，可逆反応㋓である。

問3　酢酸 CH_3COOH ＋ エタノール $C_2H_5OH \longrightarrow$ 酢酸エチル $CH_3COOC_2H_5$ ＋水 H_2O である。

問4　CH_3COOH の OH と C_2H_5OH の H から H_2O が生じるので，H_2O の O 原子は酢酸由来のものである。

$CH_3CO\overline{OH}\ \ \underline{H}OC_2H_5$
$\downarrow$
H_2O

問5　カルボキシ基−COOH の部分は $-C\underset{O-H}{\overset{O}{\diagdown}}$　と

−OH があるため，CH_3COOH 分子は2分子間で

$CH_3-C\underset{O-H\cdots O}{\overset{O\cdots H-O}{\diagup\diagdown}}C-CH_3$ のように水素結合…を生

じて結合するので大きな分子となり，沸点が高くなる。

アルコールは−OH の部分で $R-O-H\cdots\underset{\underset{H}{|}}{O}-R$

と水素結合をしているので分子量から考える値より沸点は高い。

　　一方酢酸エチルでは−COOH も −OH もないので水素結合を生じず，沸点が高くなる理由がない。

　　酢酸の沸点：118℃，エタノールの沸点：78℃

　　酢酸エチルの沸点：77℃

○	受 験 学 部 学科コード	受験番号	氏 名	 (漢字)

⑧⑨　Ａ　英　語

2024 年度　（解答用紙）

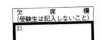

(注) 解答欄の黒枠内の左上部にある小さな数字は、
解答には全く関係ありません。

〔Ⅰ〕

(A)	(B)	(C)	(D)	(E)	(F)
22	23	24	25	26	27

〔Ⅱ〕

(a)	(b)	(c)	(d)	(e)	(f)	(g)	(h)
28	29	30	31	32	33	34	35

〔Ⅲ〕

(a)	(b)	(c)	(d)
36	37	38	39

〔Ⅳ〕

	(a)	(b)	(c)	(d)	(e)	(f)
A	40	41	42	43	44	45
B	46	47	48	49	50	51
C	52	53	54	55	56	57

この解答用紙は 153％に拡大すると、ほぼ実物大にな

受験学部 学科コード		受験番号		氏 名	

⑨1　C　数　学　　　2 0 2 4 年度 （解答用紙）

欠　　席　　欄
（受験生は記入しないこと）
21

[I]

(i) (1) _____　　(ii) (2) _____

点　数

22	23

(iii) (3) _____　　(iv) (4) _____

[II]

(i)　　　　　　　　　　　　　　　(ii)

点　数

24	25

答 _____　　　　　答 _____

この解答用紙は 163％に拡大すると、ほぼ実物大になります。

| 受験学部 学科コード | | 受験番号 | | 氏 名 (漢字) | |

942　Q　化　学（薬学部）　　2024 年度　（解答用紙）

(注) 解答欄の黒枠内の左上部にある小さな数字は、
解答には全く関係ありません。

1

| 問1 | ア
22 | イ
23 |

| 問2 | 24 |

| 問3 | $\longrightarrow$ |

| 問4 | 25 |　| 問5 | |

| 問6 | |

| 点　数 |
| 26 : 27 |

2

| 問1 | ア
28 | イ
29 |　| 問2 | ウ
30 | エ
31 |

| 問3 | [mol/(L·min)] |

| 問4 | 解答例 | $v = k[X]^2$ |
| | | $v =$ |

| 点　数 |
| 32 : 33 |

3

| 問1 | ア
34 | イ
35 | ウ
36 | エ
37 |

| 問2 | $\longrightarrow$ |

| 問3 | 38 |

| 問4 | |

| 点　数 |
| 39 : 40 |

この解答用紙は 163％に拡大すると、ほぼ実物大にな

令和5年度

問 題 と 解 答

英　語

問題

（2科目　60分）

5年度

〔Ⅰ〕　次の英文の空所（　　A　　）～（　　F　　）を埋めるのに最も適切なものを下の1～9の中から選び，その番号を記入せよ。

　　　Around 4 billion years ago, Mars（　　A　　）. These conditions could have supported life. For nearly 10 years, NASA's Curiosity rover has been exploring the planet's Gale Crater. Long ago, the crater was probably a lake. Today, it contains rocks and soil. The Curiosity rover has（　　B　　）clues that tiny life-forms called microbes once lived there. In January, NASA announced that Curiosity might have found evidence that they did.

　　　A newly published study looks at tests Curiosity has done on Martian rocks and soil. The rover found carbon 12. This chemical（　　C　　）on Earth. Nearly half of Curiosity's samples contained high amounts of carbon 12. The scientists（　　D　　）. Long ago, microbes grew in Martian soil. Those microbes consumed and processed carbon. This produced a type of gas. The gas rose into the atmosphere. It was broken down into carbon by sunlight. The carbon rained down. It settled on Mars as dust. Christopher House was the lead scientist on the study. He says Mars may have hosted life in the same way as Earth once did. "The Martian samples resemble Earth rocks from Australia" from more than 2½ billion years ago, he says. At that time, Earth's atmosphere was rich in the same gas.

　　　Curiosity's findings are not definitive. Paul Mahaffy is a retired member of the Curiosity science team. "We would really need more evidence to say we've identified life," he says. Another explanation for the carbon（　　E　　）in the Martian atmosphere. Energy from the sun could have made the carbon that rained down on the planet. Or a cloud full of carbon（　　F　　）the solar system and left some behind. "We are being cautious with our interpretations here," House says. "But that is the right approach when studying another world, such as Mars."

注　Mars　火星

rover　惑星探査機

crater　クレーター

［出典：Jeffrey Kluger for *TIME*, adapted by TFK editors. "Life on Mars." *Time for Kids*. 2022. https://www.timeforkids.com/g34/life-on-mars/?rl=en-750 に基づく］

1．are unlike the atmosphere on Earth

2．could be a change

3．studied these for

4．could have passed through

5．is linked with life

6．could be a large explosion on Earth

7．suggested a possible explanation

8．had oceans and a thick blanket of air

9．reject a possible explanation

〔Ⅱ〕 次の(a)～(h)の各文の空欄に入れるのに最も適当な語(句)を1～4の中から一つずつ選び，その番号を記入せよ。

(a) That clock is five minutes （   ）.

    1．late   2．lately   3．slow   4．slowly

(b) What was it （   ） you really wanted to do?

    1．that   2．how   3．what   4．where

(c) I know John could do a better job, and that's why I got angry. But I regret （   ） that he should quit.

    1．saying   2．to have said

    3．to be saying   4．being said

(d) The meeting will start at four o'clock （   ）.

    1．on time   2．just   3．exact   4．sharp

(e) Young children are completely （   ） on their parents for their early education.

    1．depending   2．dependent   3．independent   4．relied

(f) Ben （   ） my advice and did not go there.

    1．kept   2．took   3．set   4．put

(g) Alexander is not （   ） my favorite basketball player.

    1．by all means   2．by no means

    3．by any means   4．by some means

⒣　The school démanded （　　　　　） the books he borrowed.

　　1．him to return　　　　2．to him to return

　　3．that he return　　　　4．that he returns

〔**Ⅲ**〕　次の(a)～(d)の各組の語には，下線部の発音が他と異なるものが一つずつある。
その番号を記入せよ。

(a)　1．postage　　2．only　　3．bottom
　　　4．homeroom　5．dose

(b)　1．chamber　　2．character　3．echo
　　　4．stomachache　5．chorus

(c)　1．shameless　2．threat　　3．saint
　　　4．lady　　　5．apron

(d)　1．through　　2．theme　　3．thorough
　　　4．thumb　　　5．therefore

〔Ⅳ〕　次の日本文の意味を伝えるように英文の（　a　）〜（　f　）の空欄に
　　　1〜7の語(句)を入れ，その番号を記入せよ。なお，使わない語(句)が各問に
　　　一つずつある。

A．彼らには宇宙へ行きたいという強烈な願望以外には，ほとんど共通点はな
　　かった。

　　　They （　a　）（　b　）（　c　）except （　d　）（　e　）
　　（　f　）go into space.

　　　1．to　　　　　　2．in　　　　　　3．for　　　　　　4．had little
　　　5．almost　　　　6．common　　　7．a desperate desire

B．迷っている時間が長くなると，別の方向へずれ始める可能性が高くなる。

　　　The longer you hesitate, the greater （　a　）（　b　）（　c　）
　　begin to （　d　）（　e　）（　f　）direction.

　　　1．will　　　　　2．you　　　　　3．slide　　　　　4．the other
　　　5．in　　　　　　6．at　　　　　　7．the chance

C．私は人々が不安を取り除き，勇気と信頼を身につけるのを助けることに全
　　人生を費やしてきた。

　　　I have （　a　）（　b　）（　c　）（　d　）people （　e　）
　　（　f　）their fears and develop courage and confidence.

　　　1．helping　　　2．my life　　　3．removing　　　4．get rid of
　　　5．all　　　　　6．to　　　　　　7．spent

数　学

問題

（2科目　60分）

5年度

[I]　次の □ をうめよ。答は解答用紙の該当欄に記入せよ。

(i)　x の整式 $x^3 + ax^2 + bx - 1$ が整式 $x^2 - 2x + 2$ で割り切れるとき，定数 a, b の値は $(a, b) = $ （ 1 ）　である。

(ii)　円に内接する四角形 ABCD において，AB $= 3$, BC $= 7$, CA $= 8$, CD $=$ DA のとき，三角形 ACD の面積は （ 2 ）　である。

(iii)　15分ごとに分裂して，個数が2倍に増える細胞がある。この細胞1個は （ 3 ）　時間後に初めて50万個以上になる。ただし，$\log_{10} 2 = 0.3010$ として，答は整数で求めよ。

(iv)　正八角形の8個の頂点のうち，3点を結んで三角形を作るとき，正八角形と辺を共有しない三角形の総数は （ 4 ）　である。

[II]　(記述問題)

a を正の実数とする。座標平面上の曲線 $C : y = -x^3 + 2x$ と直線 $\ell : y = -x + a$ が接するとき，次の問に答えよ。

(i)　正の実数 a の値を求めよ。

(ii)　曲線 C と直線 ℓ で囲まれた部分の面積を求めよ。

化 学

問題

（2科目 60分）

5年度

1 次の文を読み，下の**問1～問3**に答えよ。

体内で微量元素を合成することはできないため，人は食品から栄養素として欠かせない元素を摂取している。酸素，炭素，水素，窒素以外の元素は **ア** とよばれており，ナトリウム，カリウム，**元素X**，カリウム，**元素Y**，鉄，亜鉛などを含む16元素が知られている。 **ア** の摂取量は多すぎても少なすぎても健康の保持・増進に好ましくない。

問1 文中の空欄 **ア** に最も適するものを，次の（1）～（5）から選び，番号で答えよ。

（1） ミネラル （2） レアメタル （3） セラミックス

（4） クロロフィル （5） アルマイト

問2 文中の**元素X**について，次の文章を読み，下の**問**（ⅰ）～（ⅲ）に答えよ。

「周期表15族に属する典型元素で，原子は5個の価電子をもっている。**元素X**の単体には同素体がある。ドライアイスやヨウ素と同様に分子が規則正しく配列してできた **イ** である**同素体A**は，猛毒をもち，空気中で自然発火するので水中に保存される。空気を断って長時間加熱すると**同素体B**になる。**同素体B**は毒性が低く，医薬品や農薬の原料，マッチの箱側の薬剤などに用いられる。一方，**元素X**の単体を空気中で燃焼させると，(a)吸湿性の強い白色粉末状の酸化物が得られる。」

（ⅰ） 文中の空欄 **イ** に最も適するものを，次の（1）～（5）から選び，番号で答えよ。

（1） 非晶質 （2） 金属結晶 （3） イオン結晶

（4） 分子結晶 （5） 共有結合の結晶

（ⅱ） 同素体 A を化学式で記せ。

（ⅲ） 下線部(a)について，この酸化物を水に溶かして加熱すると，元素 X のオキソ酸となる。この反応を化学反応式で記せ。

問3　文中の元素 Y について，次の文章を読み，下の問 （ⅰ）～（ⅲ）に答えよ。

「元素 Y は，地殻を構成する元素の中で酸素，　ウ　，アルミニウム，鉄に次いでその存在比が大きい元素でもある。元素 Y の化合物は，大理石，セメント，貝殻，セッコウなど身近にも多く利用されている。その単体は，銀白色の軽金属であり，常温で水と反応して水素を発生し，　エ　を生じる。　エ　は，消石灰ともよばれる白色の粉末で，その飽和水溶液に二酸化炭素を通じると　オ　の白色沈殿を生じる。また，　オ　は塩酸と反応して，二酸化炭素ともに，化合物 Z を生じる。」

（ⅰ）　文中の空欄　ウ　に最も適するものを，次の（1）～（4）から選び，番号で答えよ。

（1）塩素　　（2）硫黄　　（3）炭素　　（4）ケイ素

（ⅱ）　文中の空欄　エ　および　オ　にはあてはまるものを，それぞれ化学式で記せ。

（ⅲ）　化合物 Z の無水物は，吸湿性が強く，湿った空気中では水分を吸収して自ら溶解する。このような性質を何とよぶか。

2　　次の文を読み，下の**問1～問5**に答えよ。ただし，原子量は Na = 23.0，Cl = 35.5 とする。

　　ヒト体液と浸透圧がほぼ等しくなるように調製された 0.9 ％塩化ナトリウム水溶液を生理食塩水といい，新型コロナウイルスワクチンの希釈液としても用いられる。生理食塩水を調製する際，塩化ナトリウム NaCl の固体に水を加えると，Na^+ や Cl^- に　あ　し，水中に拡散していく。これは Na^+ や Cl^- が水分子に囲まれ，水分子と静電気的な引力で引き合って安定化されるためである。この水溶液では，水が　い　で，塩化ナトリウムが　う　である。

問1　文中の空欄　あ　～　う　にあてはまる語句の組み合わせとして最も適するものを次の（1）～（4）から選び，番号で答えよ。

　　　　（1）　あ―電離　　い―溶質　　う―溶媒

　　　　（2）　あ―電離　　い―溶媒　　う―溶質

　　　　（3）　あ―電解　　い―溶質　　う―溶媒

　　　　（4）　あ―電解　　い―溶媒　　う―溶質

問2　**下線部**(a)について，次の問（ⅰ）および（ⅱ）に答えよ。

　（ⅰ）　0.900 ％塩化ナトリウム水溶液の密度は 1.00 g/mL である。この水溶液のモル濃度（mol/L）はいくらか。**有効数字3桁**で答えよ。

　（ⅱ）　37℃における 0.90 ％塩化ナトリウム水溶液の浸透圧（Pa）はいくらか。**有効数字2桁**で答えよ。ただし，気体定数 $R = 8.3 \times 10^3$（Pa·L/(K·mol)）とする。

問3　右図は塩化ナトリウムの結晶構造の
　　単位格子を示している。次の問（ⅰ）
　　および（ⅱ）に答えよ。ただし，単位
　　格子の一辺の長さを a（cm），アボガ
　　ドロ定数を N_A（/mol）とする。

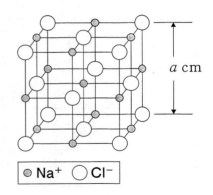

a cm

| ● Na$^+$　○ Cl$^-$ |

（ⅰ）　ナトリウムイオン Na$^+$ のイオン半径が 1.16×10^{-8} cm であるとき，
　　　塩化物イオン Cl$^-$ のイオン半径（cm）はいくらか。正しいものを次の
　　　（1）〜（6）から選び，番号で答えよ。

（1）　$\dfrac{a}{2} - 0.58 \times 10^{-8}$
　　　　　　　　（2）　$\dfrac{a}{2} - 1.16 \times 10^{-8}$

（3）　$\dfrac{\sqrt{2}}{2} a - 1.16 \times 10^{-8}$
　　　　　　　（4）　$a - 1.16 \times 10^{-8}$

（5）　$a - 3.32 \times 10^{-8}$
　　　　　　　　（6）　$\sqrt{2} a - 3.32 \times 10^{-8}$

（ⅱ）　塩化ナトリウムの結晶の密度（g/cm³）はどのように表されるか。正
　　　しいものを次の（1）〜（6）から選び，番号で答えよ。

（1）　$\dfrac{234}{a^3 N_A}$
　　　　　（2）　$\dfrac{234 N_A}{a^3}$
　　　　　（3）　$\dfrac{351}{a^3 N_A}$

（4）　$\dfrac{351 N_A}{a^3}$
　　　　　（5）　$234 a^3 N_A$
　　　　　（6）　$351 a^3 N_A$

問4 下線部(b)について，次の問 （ⅰ）および（ⅱ）に答えよ。

（ⅰ） このような現象を何というか。

（ⅱ） 次の記述 （1）〜（4）のうち，正しいものを番号で答えよ。

(1) Na^+ は水分子の水素原子側と，Cl^- は水分子の酸素原子側と静電気的な引力で引きつけられる。

(2) Na^+ や Cl^- が水分子と結びつくと，結晶中の Na^+ と Cl^- 間の結合が強まり，熱運動によって水中を拡散していく。

(3) 結晶中の Na^+ と Cl^- 間の結合よりも，Na^+ や Cl^- と水分子の結びつきによる安定化の効果が大きいため，塩化ナトリウムは水に溶解する。

(4) Cl^- はベンゼンの水素原子と静電気的な引力で引きつけられるため，塩化ナトリウムはベンゼンにも溶解する。

問5 塩化ナトリウムの水への溶解は次の熱化学方程式で表される。

$$NaCl(固) + aq = Na^+aq + Cl^-aq + Q \, kJ$$

この熱化学方程式の Q （kJ）はいくらか。**整数**で答えよ。ただし，塩化ナトリウムの結晶を構成するイオンを気体にするのに必要なエネルギー，およびそれぞれの気体状のイオンが水に溶解するときの反応熱を示す次の熱化学方程式を用いよ。

$$NaCl(固) = Na^+(気) + Cl^-(気) - 772 \, kJ$$
$$Na^+(気) + aq = Na^+aq + 406 \, kJ$$
$$Cl^-(気) + aq = Cl^-aq + 361 \, kJ$$

3　芳香族化合物について述べた次の文を読み，下の**問1〜問3**に答えよ。

　　ベンゼン環に　ア　基が直接結合した構造の化合物を芳香族カルボン酸という。芳香族カルボン酸は，染料や医薬の原料になるほか，合成樹脂や合成繊維の原料として用いられている。

　　サリチル酸は，　ア　基と　イ　基の両方を持ち，カルボン酸と　ウ　の性質を示す。サリチル酸は，ナトリウムフェノキシドに二酸化炭素を高温・高圧下で反応させ，得られたサリチル酸ナトリウムに酸（希硫酸）を作用させることで得られる。

　　サリチル酸に触媒として濃硫酸を加え，　エ　を作用させると，白色針状結晶のアセチルサリチル酸になる。アセチルサリチル酸は，アスピリンとも呼ばれ，解熱鎮痛薬や抗血栓薬として使用されている。また，サリチル酸にメタノールと濃硫酸を作用させると，　ア　基の部分が　オ　して強い芳香をもつ油状の液体であるサリチル酸メチルになる。サリチル酸メチルは，消炎鎮痛薬（外用塗布剤，湿布薬）として用いられている。

問1　文中の空欄　ア　〜　オ　に最も適する語句を次の（11）〜（22）から選び，番号で答えよ。

　　　　(11)　アルデヒド　　(12)　カルボキシ　　(13)　カルボニル

　　　　(14)　ヒドロキシ　　(15)　エタノール　　(16)　トルエン

　　　　(17)　フェノール　　(18)　無水酢酸　　　(19)　アセタール化

　　　　(20)　エステル化　　(21)　スルホン化　　(22)　加水分解

問2　文中の**下線部**で起こる反応を化学反応式で表せ。ただし，ベンゼン環は解答欄の例のように表して，ベンゼン環の炭素原子と同環に直結する水素原子は省略せよ。

問3　アセチルサリチル酸とサリチル酸は，ともに白色の結晶であるが，呈色反応を利用することでこれらを区別することができる。次の問（ⅰ）および（ⅱ）に答えよ。

（ⅰ）　この呈色反応に利用する化合物を化学式で記せ。

（ⅱ）　この呈色反応により，どのように両者を区別することができるか説明せよ。

英　語

解答

5年度

I

〔解答〕

(A) 8　　(B) 3　　(C) 5
(D) 7　　(E) 2　　(F) 4

〔出題者が求めたポイント〕

選択肢訳

1．地球上の大気とは異なる
2．変化かもしれない
3．を求めてこれらを調査してきた
4．を通過したかもしれない
5．生命と関連する
6．地球上における大爆発の可能性がある
7．考えられる説明を示唆した
8．海と厚い大気を持っていた
9．考えられる説明を拒否する

〔全訳〕

　約40億年前、火星は(A)海と厚い大気を持っていた。こうした環境は、生命を育むことができた可能性がある。NASAの探査機「キュリオシティ」は、10年近くにわたって火星のゲール・クレーターを探査してきた。はるか昔、このクレーターはたぶん湖であった。現在、そこには岩石や土がある。キュリオシティ探査機は、かつてここに、微生物と呼ばれる小さな生命体が生息していたことを示す手がかり(B)を求めてこれらを調査してきた。1月のNASAの発表によれば、キュリオシティは微生物が生息していた証拠を発見したかも知れないという。

　今回発表された研究は、キュリオシティが火星の岩石や土に対して行った調査に注目している。探査機は炭素12を発見していた。この化学物質は、地球上の(C)生命と関連するものだ。キュリオシティのサンプルの半分近くが、多量の炭素12を含んでいた。科学者たちは(以下のような)(D)考えられる説明を示唆した。遠い過去において、火星の土壌には微生物が繁殖していた。その微生物は炭素を消費し、そして処理した。その結果、ある種のガスが発生した。ガスは大気中に放出された。それは太陽光によって分解され、炭素になった。その炭素が雨のように降り注いだ。それが火星の表面に塵となって堆積した、というものだ。クリストファー・ハウスは、この研究における主任科学者だった。彼は、火星はかつて地球と同じように生命を宿していたかもしれないと言う。「2億5千万年以上前の「オーストラリアの岩石と火星からのサンプルが似ているのです」と彼は語る。当時、地球の大気には同じガスが豊富に含まれていたのだ。

　キュリオシティの発見は決定的なものではない。ポール・マハフィはキュリオシティの科学チームの退役メンバーである。彼は、「生命の存在を確認したと言うには、実際さらに多くの証拠が必要でしょう」と言う。炭素存在の別の説明は、火星の大気の(E)変化かもしれない。太陽からのエネルギーで炭素が作られ、それが火星上に降り注いだ可能性があるのだ。あるいは、炭素でいっぱいの雲が太陽系(F)を通過して、いくらか炭素を残していったのかもしれない。「我々は、自分たちのこうした解釈には慎重になっています」とハウスは言う。「しかし、火星のような別世界の研究においては、それが正しいアプローチなのです」。

II

〔解答〕

(a) 1　　(b) 1　　(c) 1　　(d) 4
(e) 2　　(f) 2　　(g) 3　　(h) 3

〔出題者が求めたポイント〕

(a) late「遅れている」。lately「最近」。show「のろい」。slowly「のろのろと」。
(b) 強調構文なので that が正解。疑問詞 is it that ～ ? は強調構文が疑問文になった語順。
(c) regret の目的語には、名詞か動名詞がくる。ここでは動名詞の saying が正解。
(d) 「○○時ちょうど」の「ちょうど」には sharp を用いる。
(e) be dependent on A for B「B を A に頼る」。depend on A for B もほぼ同意。
(f) take one's advice「～の忠告に従う」。
(g) not by any means「決して～ではない」。by no means とほぼ同意。
(h) 要求・主張・提案などを表す動詞(demand, insist, suggest など)の目的語となる that 節中は、動詞が原形(または should 原形)がくるので、he returned や he returns とはならず、he return が正しい。

〔問題文訳〕

(a) その時計は5分遅れている。
(b) あなたが本当にやりたかったことは何ですか？
(c) ジョンがもっといい仕事ができるのはわかっている、だから私は怒ったのです。でも、「辞めた方がいい」と言ったことは後悔しています。
(d) 会議は4時ちょうどに始まります。
(e) 幼い子どもは、自分の幼児期の教育を完全に親に依存している。
(f) ベンは私の忠告に従って、そこには行かなかった。
(g) アレクサンダーは決して私の好きなバスケットボール選手ではない。
(h) 学校は彼が借りた本を返すように要求した。

Ⅲ

〔解答〕

(a)　3　　(b)　1　　(c)　2　　(d)　5

〔出題者が求めたポイント〕

(a)　postage[ou] / only[ou] / bottom[ɑ] / homeroom[ou] / dose[ou]

(b)　chamber[tʃ] / character[k] / echo[k] / stomachache[k] / chorus[k]

(c)　shameless[ei] / threat[e] / saint[ei] / lady[ei] / apron[ei]

(d)　through[θ] / theme[θ] / thorough[θ] / thumb[θ] / therefore[ð]

Ⅳ

〔解答〕

A.　(a)　4　　(b)　2　　(c)　6　　(d)　3
　　(e)　7　　(f)　1

B.　(a)　7　　(b)　2　　(c)　1　　(d)　3
　　(e)　5　　(f)　4

C.　(a)　7　　(b)　5　　(c)　2　　(d)　1
　　(e)　6　　(f)　4

〔出題者が求めたポイント〕

正解の英文

A.　They (had little) (in) (common) except (for) (a desperate desire) (to) go into space .
　　(不要語：almost)

B.　The longer you hesitate, the greater (the chance) (you) (will) begin to (slide) (in) (the other) direction.(不要語：at)

C.　I have (spent) (all) (my life) (helping) people (to) (get rid of) their fears and develop courage and confidence.
　　(不要語：removing)

数 学

解 答

5年度

I

〔解答〕

(i)(1) $\left(-\dfrac{5}{2},\ 3\right)$　　(ii)(2) $\dfrac{32\sqrt{3}}{3}$

(iii)(3) 5　　(iv)(4) 16

〔出題者が求めたポイント〕

(i) 式の計算

商を $x+k$ とする。

$x^3+ax^2+bx-1=(x^2-2x+2)(x+k)$

として，x^3, x^2, x, 係数項の係数が左辺と右辺が等しいとして k, a, b を求める。

(ii) 三角比，円

$\cos\angle ABC=\dfrac{AB^2+BC^2-AC^2}{2AB\cdot BC}$

$\cos\angle ADC=\cos(180°-\angle ABC)=-\cos\angle ABC$

$CD=DA$ とすると，

$\cos\angle ADC=\dfrac{r^2+r^2-AC^2}{2r\cdot r}$

$\sin\angle ADC=\sqrt{1-\cos^2\angle ADC}$

△ACD の面積，$\dfrac{1}{2}r\cdot r\sin\angle ADC$

(iii) 指数対数関数

1 時間では，2^4 倍になる。$(2^4)^n\geqq500000$ として両辺を常用対数の真数にとる。

$\log_c NM=\log_c N+\log_c M$, $\log_c r^n=n\log_c r$

$\log_c\dfrac{N}{M}=\log_c N-\log_c M$

(iv) 場合の数

全体は $_8C_3$ で，辺を共有する三角形の数を考える。一辺を共有するのは，辺の両端とその隣りの点以外の点（8−4＝4 個）と結ぶ三角形。これを数える。

二辺を共有する三角形を数える。

全体から 2 つの場合の三角形の数の和をひく。

〔解答のプロセス〕

(i) 商を $x+k$ とする。

$(x^2-2x+2)(x+k)$

$=x^3+(k-2)x^2+(-2k+2)x+2k$

よって，$a=k-2$, $b=-2k+2$, $-1=2k$

$k=-\dfrac{1}{2}$, $a=-\dfrac{1}{2}-2=-\dfrac{5}{2}$

$b=-2\left(-\dfrac{1}{2}\right)+2=3$

$(a,\ b)=\left(-\dfrac{5}{2},\ 3\right)$

(ii) $\cos\angle ABC=\dfrac{3^2+7^2-8^2}{2\cdot3\cdot7}=-\dfrac{6}{42}=-\dfrac{1}{7}$

$\cos\angle ADC=\cos(180°-\angle ABC)=-\cos\angle ABC$

$=\dfrac{1}{7}$

$\sin\angle ADC=\sqrt{1-\left(\dfrac{1}{7}\right)^2}=\sqrt{\dfrac{48}{49}}=\dfrac{4\sqrt{3}}{7}$

$CD=DA=r$ とすると，

$(\cos\angle ADC=)\dfrac{r^2+r^2-64}{2\cdot r\cdot r}=\dfrac{1}{7}$

$14r^2-448=2r^2$　より　$r^2=\dfrac{448}{12}=\dfrac{112}{3}$

△ACD の面積，$\dfrac{1}{2}\cdot\dfrac{112}{3}\cdot\dfrac{4\sqrt{3}}{7}=\dfrac{32\sqrt{3}}{3}$

(iii) n 時間で，$(2^4)^n$ 倍になる。

$2^{4n}\geqq500000$

両辺の常用対数をとる。

$\log_{10}2^{4n}\geqq\log_{10}500000$

$4n\log_{10}2\geqq\log_{10}\dfrac{1000000}{2}=6-\log_{10}2$

$1.204n\geqq5.699$　より　$n\geqq4.73\cdots$

従って，5 時後に初めて 50 万個以上になる。

(iv) 全部の個数は，$_8C_3=56$

一辺が共有する三角形は一辺の両端とその隣の点以外の点と一辺でできる三角形。$8-2-2=4$

$4\times8=32$

二辺が共有するのは，8。

$56-32-8=16$

II

〔解答〕

(i) $a=2$　　(ii) $\dfrac{27}{4}$

〔出題者が求めたポイント〕

微分積分

(i) $y=f(x)$ の $x=t$ における接線の方程式は，

$y=f'(t)(x-t)+f(t)$

$f'(t)=-1$　より t を求める。

(ii) C と l の式を連立させて交点 α, $\beta\,(\alpha<\beta)$ を求める。

$\displaystyle\int_\alpha^\beta(l\ \text{の}\ y-C\ \text{の}\ y)dx$

〔解答のプロセス〕

(i) $C:y'=-3x^2+2$

接する点を $x=t$ とすると，$-3t^2+2=-1$

よって，$t^2=1$　より　$t=\pm1$

$t=-1$ のとき

$y=-(-1)+2\cdot(-1)=-1$

$y=-1(x+1)-1=-x-2$

$a=-2$　となり不適

$t=1$ のとき

$y=-1+2\cdot1=1$

$y=-1(x-1)+1=-x+2$

よって，$a = 2$

(ii)　$-x^3 + 2x = -x + 2$

$x^3 - 3x + 2 = 0$

$x = 1$ で接するので，$x - 1$ の因数があるので，

$(x - 1)^2 (x + 2) = 0$

よって，l と C の共有点は -2，1

$-2 < x < 1$ で　$-x + 2 > -x^3 + 2x$

$\displaystyle \int_{-2}^{1} \{(-x + 2) - (-x^3 + 2x)\} dx$

$\displaystyle = \int_{-2}^{1} (x^3 - 3x + 2) dx$

$\displaystyle = \left[\frac{x^4}{4} - \frac{3x^2}{2} + 2x \right]_{-2}^{1}$

$\displaystyle = \left(\frac{1}{4} - \frac{3}{2} + 2 \right) - \left(\frac{16}{4} - \frac{12}{2} - 4 \right)$

$\displaystyle = \frac{3}{4} - (-6) = \frac{27}{4}$

化 学

解答

5年度

❶

〔解答〕

問1 ⑦(1)

問2(i)⑦(4)　(ii) P_4

（iii）$P_4O_{10} + 6H_2O \longrightarrow 4H_3PO_4$

問3(i)⑦(4)　(ii)⑦ $Ca(OH)_2$　⑦ $CaCO_3$

（iii）潮解性

〔出題者が求めたポイント〕

カルシウム，リンとその化合物

〔解答のプロセス〕

問1 栄養素には炭水化物，タンパク質，脂質（以上を三大栄養素という），無機質（ミネラル），ビタミンがある。

問2 (i),(ii)ミネラルのうち15族元素はリン（元素X）である。リンには，黄リンと赤リンの同素体がある。同素体Aは黄リンで，分子式 P_4 の分子結晶⑦で猛毒であるが，同素体Bの赤リンは原子数不定の固体で毒性は弱い。

（iii）黄リンも赤リンも空気中で燃焼すると，十酸化四リン P_4O_{10} の白色粉末になる。十酸化四リンは酸性酸化物で，水と反応してリン酸になる。

$P_4 + 5O_2 \longrightarrow P_4O_{10}$

$P_4O_{10} + 6H_2O \longrightarrow 4H_3PO_4$

問3 (i)地殻に含まれる元素は多い順に酸素，ケイ素⑦アルミニウム，鉄，カルシウム（元素Y）である。

（ii）カルシウムはイオン化傾向が極めて大きく，常温で水と反応して水酸化カルシウムとなる。

$Ca + 2H_2O \longrightarrow Ca(OH)_2$ ⑦ $+ H_2$

水酸化カルシウムの水溶液は石灰水ともいわれ，二酸化炭素を吹込むと炭酸カルシウムの白色沈殿が生じる。

$Ca(OH)_2 + CO_2 \longrightarrow CaCO_3$ ⑦ $+ CO_2$

（iii）炭酸カルシウムは弱酸の塩なので強酸の塩酸により弱酸の炭酸が遊離し，分解して二酸化炭素が生じる。

$CaCO_3 + 2HCl \longrightarrow CaCl_2 + H_2O + CO_2$

このとき生じる塩化カルシウム $CaCl_2$ （化合物Z）の無水物は吸湿性が強く，空気中の水分を吸収して溶ける。このような性質を潮解性という。

❷

〔解答〕

問1(2)

問2(i) 0.154 mol/L　(ii) 7.9×10^5 Pa

問3(i)(2)　(ii)(1)

問4(i)水和　(ii)(3)

問5 －5

〔出題者が求めたポイント〕

塩化ナトリウム関連事項（生理食塩水，結晶格子，水和，溶解熱）

〔解答のプロセス〕

問1 ある液体に別の固体，液体，気体を混ぜて得られた均一な液体を溶液，元の液体を溶媒，混ぜた物質を溶質というので，塩化ナトリウム水溶液では水が溶媒⑦，塩化ナトリウムが溶質⑦である。

塩化ナトリウムは電解質で，ナトリウムイオンと塩化物イオンに電離⑧して溶けている。

問2 (i)溶液1Lをとると

その質量は $1.00\,\text{g/mL} \times 1000\,\text{mL} = 1000\,\text{g}$

NaCl は $1000\,\text{g} \times \dfrac{0.900}{100} = 9.00\,\text{g}$

その物質量は $\dfrac{9.00\,\text{g}}{58.5\,\text{g/mol}} = 0.1538 \fallingdotseq 0.154\,\text{mol}$

1L 中に 0.154 mol 含まれるから

モル濃度は 0.154 mol/L

(ii) NaCl は Na^+ と Cl^- に電離しているから，溶質粒子のモル濃度は(i)の2倍の 0.308 mol/L。

ファントホッフの法則 $\Pi = cRT$ より

$\Pi = 0.308\,\text{mol/L} \times 8.3 \times 10^3\,\text{Pa·L/(K·mol)}$

$\times (273 + 37)\text{K}$

$= 7.92 \times 10^5 \fallingdotseq 7.9 \times 10^5\,\text{Pa}$

問3 (i)立方体の一辺は Na^+ の半径 $\times 2 + Cl^-$ の半径 $\times 2$ であるから，Cl^- のイオン半径を R〔cm〕とすると

$1.16 \times 10^{-8} \times 2 + 2R = a$〔cm〕

$2R = a - 1.16 \times 10^{-8} \times 2$

$R = \dfrac{a}{2} - 1.16 \times 10^{-8}$〔cm〕

(ii)単位格子の Na^+ （●）は

$\dfrac{1}{4}$個 $\times 12$（辺の中心）$+ 1$個（立方体の中心）$= 4$個

Cl^- （○）は

$\dfrac{1}{8}$個 $\times 8$（頂点）$+ \dfrac{1}{2}$個 $\times 6$（面の中心）$= 4$個

Na^+ の質量は $\dfrac{23.0}{N_A}$〔g〕，Cl^- の質量は $\dfrac{35.5}{N_A}$〔g〕であるから

結晶の密度 $= \dfrac{Na^+, Cl^- 4\text{個ずつの質量}}{\text{単位格子の体積}}$

$= \dfrac{\dfrac{23.0 + 35.5}{N_A}\text{〔g〕} \times 4}{(a\text{〔cm〕})^3} = \dfrac{234}{a^3 N_A}$〔g/cm³〕

問4 (i)水分子と溶質粒子が結びつくことを水和という。

(ii) (1)誤り　水分子のH原子は正に，O原子は負に帯電しているから，Na^+ は水分子のO原子と，Cl^- は水分子のH原子と結びついている。

(2)誤り　結晶中の Na^+ と Cl^- の結合は弱まる。

(3)正

(4)誤り　ベンゼンは無極性分子なので，イオンとの結合は特に生じない。

問 5　与式を順に①，②，③として　①＋②＋③　を求めると

$NaCl(固) + aq = Na^+aq + Cl^-aq - 5kJ$

よって　$Q = -5$

3

〔解答〕

問 1　ア(12)　イ(14)　ウ(17)　エ(18)　オ(20)

問 2

問 3　(i)$FeCl_3$

(ii)サリチル酸は赤紫色を示すがアセチルサリチル酸は特に呈色しない。

〔出題者が求めたポイント〕

サリチル酸

〔解答のプロセス〕

問 1, 2　カルボキシ基ア –COOH をもつ化合物をカルボン酸といい，弱酸性を示す。

サリチル酸は，ベンゼンのオルトの位置にカルボキシ基とヒドロキシ基イ –OH のついた化合物で，ヒドロキシ基がベンゼン環に直接結合しているのでアルコールではなくフェノールウの性質を示す。

サリチル酸に無水酢酸エを作用させると，ヒドロキシ基の部分がアセチル化され，解熱鎮痛剤のアセチルサリチル酸が生じる。

サリチル酸にメタノールを作用させると，カルボキシ基の部分がエステル化オされ，消炎鎮痛剤のサリチル酸メチルが生じる。

問 3　サリチル酸 にはフェノールの–OH

があり，アセチルサリチル酸 にはないので，フェノール類に特有の塩化鉄(Ⅲ)反応の有無を利用すればよい。サリチル酸は塩化鉄(Ⅲ)により赤紫色を呈するが，アセチルサリチル酸は呈色しない。

受験学部 学科コード	受験番号	氏 名
		(漢字)

⑧⑨ A 英 語

2023 年度 （解答用紙）

(注) 解答欄の黒枠内の左上部にある小さな数字は、
解答には全く関係ありません。

〔Ⅰ〕

(A)	(B)	(C)	(D)	(E)	(F)
22	23	24	25	26	27

〔Ⅱ〕

(a)	(b)	(c)	(d)	(e)	(f)	(g)	(h)
28	29	30	31	32	33	34	35

〔Ⅲ〕

(a)	(b)	(c)	(d)
36	37	38	39

〔Ⅳ〕

	(a)	(b)	(c)	(d)	(e)	(f)
A	40	41	42	43	44	45
B	46	47	48	49	50	51
C	52	53	54	55	56	57

この解答用紙は 153％に拡大すると、ほぼ実物大に

受験学部 学科コード		受験番号		氏名（漢字）	

91　C　数学

2023年度（解答用紙）

欠席欄（受験生は記入しないこと）
21

［I］

(i) (1)　　　(ii) (2)

(iii) (3)　　　(iv) (4)

点数	
22	23

［II］

(i)　　　(ii)

答　　　答

点数	
24	25

この解答用紙は163%に拡大すると、ほぼ実物大になります。

受験学部 学科コード	受験番号	氏 名	（漢字）

⑨⑫ Q 化 学 （薬学部） 　2023年度 （解答用紙）

(注) 解答欄の黒枠内の左上部にある小さな数字は、
解答には全く関係ありません。

1

問1　ア
22

問2
i	ii	iii
23		$\longrightarrow$

問3
i	ii			iii
ウ	エ	オ		
24				

点　数
25 ｜ 26

2

問1
27

問2
i	ii
mol/L	Pa

問3
i	ii
28	29

問4
i	ii
	30

問5　　kJ

点　数
31 ｜ 32

3

問1
ア	イ	ウ	エ	オ
33｜34	35｜36	37｜38	39｜40	41｜42

問2
ベンゼン環の記載例

または

解答

$\longrightarrow$

問3
i
ii

点　数
43 ｜ 44

この解答用紙は163%に拡大すると、ほぼ実物大に

令和4年度

問　題　と　解　答

英　語

問題

（2科目　60分）

4年度

〔Ｉ〕　次の英文の空所（　　Ａ　　）～（　　Ｆ　　）を埋めるのに最も適当なものを下
の１～９の中から選び，その番号を記入せよ。

Leonardo da Vinci (1452–1519) was an Italian. He studied things all his life but did not go to university. He （　Ａ　） in the world around him. He looked at things to see how they were made and how they worked. He drew the things that he saw and the discoveries that he made into his notebooks, and made notes about them. Many of his notebooks are now in museums. There are 13,000 pages of notes and drawings. Many of （　Ｂ　）.

Leonardo's notebooks are hard to read because he wrote backwards in "mirror writing". Some people think that perhaps he was （　Ｃ　）. This is not true. Leonardo wrote (and sometimes drew) with his left hand. In those days pens were （　Ｄ　） from a quill (a large feather) that was cut on the end with a pen-knife. It is hard for a left-handed person to write with a quill in the ordinary way, but quite easy to write backwards.

It is likely that Leonardo planned to publish the studies in his notebooks. He organized many pages carefully, with one study taking up the front and back of each page. There is （　Ｅ　） about the human heart and a page about the womb and the fetus. One page shows drawings of the muscles of a shoulder and another page shows how an arm works.

The notebooks were （　Ｆ　） Leonardo's lifetime. After he died, they were divided between different people who had known him. They are nearly all in museums or libraries such as Windsor Castle, the Louvre, and the British Library.

注　womb　子宮
　　fetus　胎児

［出典："Leonardo da Vinci Facts for Kids." *Kiddle Encyclopedia.* 2011. https://kids. kiddle.co/Leonardo_da_Vinci に基づく］

1．his famous painting *Mona Lisa*

2．not published in

3．drew backwards in his mind

4．made

5．these are scientific studies

6．a page with drawings and writing

7．lost

8．trying to keep his work secret

9．studied by looking at things

〔Ⅱ〕 次の(a)～(h)の各文の空欄に入れるのに最も適当な語(句)を 1 ～ 4 の中から一つずつ選び，その番号を記入せよ。

(a) In appearance, my brothers (　　　　) very much alike.
　　1．watch　　　　2．look　　　　3．see　　　　4．view

(b) This area (　　　　) suitable for building an elementary school if there were not so many chemical factories.
　　1．will have been　　　2．would be
　　3．has been　　　　　　4．had been

(c) Sending young people abroad to experience other cultures (　　　　) have a great impact on them.
　　1．are likely　　　2．are likely to　　　3．is likely　　　4．is likely to

(d) Please sit down and make yourself at (　　　　).
　　1．chair　　　　2．once　　　　3．home　　　　4．easy

(e) All things (　　　　), she did well.
　　1．consideration　　2．considered　　3．consider　　4．to consider

(f) (　　　　) her commitment to the project, she could not have improved her business performance.
　　1．Instead of　　　2．Because　　　3．However　　4．Without

(g) I've tried to (　　　　) the insects in my office, but they are still everywhere.
　　1．get rid of　　　　　2．take hold of
　　3．make fun of　　　　4．get out of

(h) (　　　　) I am concerned, I don't care when the party will be.

1．As soon as　　　　2．As well as

3．As far as　　　　　4．As many as

〔**Ⅲ**〕　次の(a)～(d)の各組の語のうち，最も強く発音する音節の位置が他と<u>異なるも</u><u>の</u>がある場合はその番号を，<u>すべて同じ</u>場合は 6 を記入せよ。

(a) 1．em-pire 　　 2．ne-glect 　　 3．re-gret
　　 4．pre-vent 　　 5．pre-dict

(b) 1．post-card 　　 2．fore-cast 　　 3．ab-sence
　　 4．ma-rine 　　 5．for-ward

(c) 1．bar-ri-er 　　 2．mes-sen-ger 　　 3．ed-u-cate
　　 4．e-qual-ly 　　 5．at-mo-sphere

(d) 1．ap-par-ent-ly 　　 2．al-ter-na-tive 　　 3．im-me-di-ate
　　 4．au-thor-i-ty 　　 5．des-per-ate-ly

〔**Ⅳ**〕　次の日本文の意味を伝えるように，英文の（　a　）～（　f　）の空欄に1～7の語(句)を入れ，その番号を記入せよ。なお，使わない語(句)が各問に一つずつある。

A．彼があるだろうと言った場所にその辞書はなかった。

The dictionary was （　a　）（　b　）he（　c　）（　d　）（　e　）（　f　）.

1．not　　　　　2．in　　　　　3．would　　　　4．where

5．it　　　　　6．said　　　　7．be

B．計画は実行するより，立てる方が簡単である。

It is （　a　）（　b　）（　c　）plans than it is to （　d　）（　e　）（　f　）.

1．them　　　　2．to　　　　　3．do　　　　　4．out

5．carry　　　　6．easier　　　7．make

C．私が出張で留守にしている間に起こったことは何でも知らせてください。

Please （　a　）（　b　）（　c　）of （　d　）（　e　）（　f　）I'm away on my business trip.

1．informed　　2．whatever　　3．tell　　　　4．me

5．keep　　　　6．while　　　　7．happens

数　学

問題

（2科目　60分）

4年度

[I]　次の ▢ をうめよ。答は解答用紙の該当欄に記入せよ。

(i)　$0 \leqq \theta \leqq \pi$ のとき，関数 $y = \sin\theta + \cos\left(\theta + \dfrac{\pi}{6}\right)$ の最小値は （1） である。

(ii)　$t > 0$ とする。点 O を原点とする座標平面において，A$(2, t)$，B$(-2, 3t)$ とし，線分 AB を $1 : 2$ に内分する点を P とする。このとき，$\overrightarrow{OP} \perp \overrightarrow{AB}$ となる t の値は $t = $ （2） である。

(iii)　$\left(\dfrac{1}{2}\right)^n < 0.0003$ をみたす最小の自然数 n は $n = $ （3） である。ただし，$\log_{10} 2 = 0.3010$，$\log_{10} 3 = 0.4771$ とする。

(iv)　a, b を自然数とする。a を 7 で割ると 5 余り，b を 7 で割ると 4 余る。このとき，$2a^2b$ を 7 で割った余りは （4） である。

[II]　(記述問題)

p, q を実数とする。曲線 $C : y = x^3 + 3x^2 - x + 1$ と直線 $\ell : y = px + q$ について，次の問に答えよ。

(i)　$p = 2$ とする。曲線 C と直線 ℓ が 2 個以上の共有点をもつときの q の値の範囲を求めよ。

(ii)　どのような q の値に対しても，曲線 C と直線 ℓ の共有点が 1 個となる p の値の範囲を求めよ。

化 学

問題

（2科目　60分）

4年度

[1]　次の文を読み，下の**問1**〜**問4**に答えよ。ただし，原子量は H = 1.0，C = 12.0，N = 14.0，O = 16.0 とする。

　　窒素，　ア　，カリウムは植物の成長に必要な肥料の三要素とよばれる。肥料の三要素のうち，窒素を補う肥料を特に窒素肥料といい，代表例としてアンモニウム塩 (硝酸アンモニウムや硫酸アンモニウムなど) や尿素が知られている。
(a)
窒素肥料の原料となるアンモニアは，適当な触媒を用いる　イ　法によって窒素と水素から直接合成されている。尿素はアンモニアと二酸化炭素を高温・高圧で反応させると得られ，特に土壌の pH を変化させない中性の肥料として有用
(b)
である。

　　環境中の窒素は様々な形態をとりつつ，大気中，土壌中，水中および生体内を循環している。土壌中のアンモニウム塩は，好気的（酸素を多く含む）環境下で
(c)
微生物による　ウ　作用を受け，硝酸塩に変化する。この際，土壌の pH は低下する。塩を構成するアンモニウムイオンと硝酸イオンは植物の根から吸収され，植物の成長に利用される。

問1　文中の空欄　ア　〜　ウ　に最も適するものを次の（1）〜（9）から選び，番号で答えよ。

（1）炭　素　　　　　　（2）リ　ン　　　　　（3）塩　素

（4）アンモニアソーダ　（5）オストワルト

（6）ハーバー・ボッシュ　（7）還　元

（8）緩　衝　　　　　　（9）酸　化

問2 下線部(a)の硝酸アンモニウム NH_4NO_3 について，その水溶液はどのよう な性質か。最も適するものを次の（1）〜（5）から選び，番号で答えよ。

（1） 強い酸性　　（2） 弱い酸性　　（3） 中　性

（4） 弱い塩基性　　（5） 強い塩基性

問3 下線部(b)の反応が完全に進行するものとして，尿素 $CO(NH_2)_2$ 15.0 kg を 得るのに必要なアンモニアの質量（kg）はいくらか。**小数第一位**まで答えよ。

問4 下線部(c)について，次の問（ⅰ）および（ⅱ）に答えよ。

（ⅰ） アンモニウムイオン NH_4^+ および硝酸イオン NO_3^- に含まれる窒素原 子の酸化数はいくらか。最も適するものを次の（11）〜（25）からそれぞ れ選び，番号で答えよ。

(11) -7	(12) -6	(13) -5	(14) -4
(15) -3	(16) -2	(17) -1	(18) 0
(19) $+1$	(20) $+2$	(21) $+3$	(22) $+4$
(23) $+5$	(24) $+6$	(25) $+7$	

（ⅱ） 好気的環境下で NH_4^+ が NO_3^- に変化する反応を，次の**例**にならって イオン反応式として記せ。

例 $5H_2O_2 + 2MnO_4^- + 6H^+ \longrightarrow 5O_2 + 2Mn^{2+} + 8H_2O$

2 次の文を読み，下の問1～問4に答えよ。ただし，原子量は H = 1.0, C = 12.0, O = 16.0 とする。

2020年，人類と新型コロナウイルスとの戦いが始まった。新型コロナウイルス感染症に対する特効薬がない状況下，接触感染の予防として，エタノールなどを含む殺菌消毒剤による手指消毒の徹底が叫ばれている。

エタノールの合成方法には，アルコール発酵による方法と工業的な方法がある。(a)アルコール発酵では，グルコース $C_6H_{12}O_6$ に酵母を作用させることでエタノールと ア が生成する。 ア は，常温常圧で気体である。一方，工業的な方法では，(b) イ を触媒とし，(c)エチレンへの水の付加によってエタノールが生成する。

問1 文中の空欄 ア および イ に最も適するものを次の（1）～（6）から選び，番号で答えよ。

（1） 一酸化炭素　　（2） 酸　素　　（3） 二酸化炭素

（4） 酸化マンガン(Ⅳ)　　（5） 白　金　　（6） リン酸

問2 下線部(a)について，298 K においてグルコース（固）をアルコール発酵させて 4 mol のエタノール（液）を得るときの反応熱（kJ）はいくらか。有効数字3桁で答えよ。ただし，298 K におけるグルコース（固），エタノール（液）および ア （気）の生成熱（kJ/mol）をそれぞれ，1273，278 および 394 とする。

問3　下線部(b)について，活性化エネルギーおよび反応速度に対する触媒のはたらきはどれか。正しい組み合わせを次の（1）～（9）から選び，番号で答えよ。

	活性化エネルギー	反応速度
（1）	大きくする	大きくする
（2）	大きくする	小さくする
（3）	大きくする	変化させない
（4）	小さくする	大きくする
（5）	小さくする	小さくする
（6）	小さくする	変化させない
（7）	変化させない	大きくする
（8）	変化させない	小さくする
（9）	変化させない	変化させない

問4　下線部(c)について，1.40 kg のエチレンから生成するエタノールの質量（kg）はいくらか。最も適する値を次の（1）～（6）から選び，番号で答えよ。ただし，反応に用いたエチレンはすべて水と反応したものとする。

（1）　1.49　　　　（2）　1.60　　　　（3）　1.72

（4）　2.15　　　　（5）　2.30　　　　（6）　2.48

3　次の文を読み，下の問1～問3に答えよ。ただし，原子量は H = 1.0，C = 12.0，O = 16.0，I = 127.0 とする。

　油脂は，高級脂肪酸と　ア　からなるエステルであり，動植物に含まれる。自然界に存在する油脂を構成する脂肪酸の炭素原子数は，16 あるいは 18 のものが多い。油脂は，構成する脂肪酸の種類や割合によってその性質が決まり，一般に常温で固体の油脂を脂肪といい，液体の油脂を脂肪油という。

　脂肪油は，飽和脂肪酸よりも不飽和脂肪酸のエステルを多く含む。そのため，ニッケルを触媒として水素を付加することで，融点が高くなり，マーガリンなどの食品の原料として利用されている　イ　となる。水素を付加する際に生じるトランス脂肪酸は，過剰に摂取すると健康にリスクがあることが指摘されている。(a)油脂 100 g に付加することのできるヨウ素 I_2 の質量を g 単位で表した数値をヨウ素価といい，この値が大きいほど脂肪酸の不飽和度が高く，空気中に放置されると酸化されて固化しやすい。

　油脂に水酸化ナトリウム水溶液を加えて加熱すると，油脂は　ウ　されて，高級脂肪酸のナトリウム塩であるセッケンと　ア　になる。セッケンを水に溶かすと，液面にあるセッケンの脂肪酸イオンは，疎水性部分を空気側，親水性部分を水側に向けて並び，水の表面張力を低下させる。このように表面張力を低下させる物質を界面活性剤という。少量の油をセッケン水に入れると，油分は微細な小滴となって水中に分散する。この現象を　エ　という。セッケンが，油汚れを落とせるのはこのはたらきのためである。また，セッケンは，海水中ではカルシウムイオンなどと反応して，(b)水に不溶性の沈殿をつくるため泡立ちが悪くなり，洗浄力が低下する。

問1　文中の空欄 ア ～ エ に最も適するものを次の (11)～(21) から選び，番号で答えよ。

(11)　1,2,3-プロパントリオール（グリセリン）

(12)　1,2-エタンジオール（エチレングリコール）

(13)　エタノール　　　(14)　乾性油　　　(15)　不乾性油

(16)　硬化油　　　　(17)　硬化　　　　(18)　けん化

(19)　乳化　　　　　(20)　酸化　　　　(21)　還元

問2　下線部(a)について，ある油脂 A のヨウ素価を求めたい。次の問 (ⅰ)～(ⅲ) に答えよ。ただし，油脂 A を構成する脂肪酸は，$C_{17}H_{31}COOH$ のみとする。

（ⅰ）　油脂 A の分子量はいくらか。**整数**で答えよ。

（ⅱ）　1分子の油脂 A に含まれる炭素原子間の二重結合の数はいくつか。

（ⅲ）　油脂 A のヨウ素価はいくらか。**有効数字3桁**で答えよ。

問3　下線部(b)について，セッケンがカルシウムイオンと反応して生じる水に不溶性の沈殿の示性式を次の**例**にならって記せ。ただし，セッケンを構成する長鎖の炭化水素基を R と表すものとする。

　　例　R-ONa

英　語

解答　4年度

Ⅰ

〔解答〕

(A) 9　　(B) 5　　(C) 8
(D) 4　　(E) 6　　(F) 2

〔出題者が求めたポイント〕

選択肢訳
1．彼の名画『モナリザ』
2．出版されなかった
3．心の中で逆に描いた
4．作られた
5．これらは科学的な研究である
6．絵と文章のページ
7．失われた
8．自分の仕事を秘密にしようとしていた
9．事物を見て学んだ

〔全訳〕

　レオナルド・ダ・ヴィンチ(1452–1519)はイタリア人である。彼は生涯にわたって様々な物事を研究したが、大学には行かなかった。彼は、自分の周りの世界の(A)事物を見て学んだ。彼は、それがどのように作られ、どのように機能するかを知るために、事物を見たのだ。そして、見たものを描き、発見したものをノートに書き留めた。彼のノートの多くは、現在、博物館に所蔵されている。1万3,000ページにも及ぶノートと描画がある。(B)これらの多くは科学的な研究である。

　レオナルドのノートは、「ミラー・ライティング（鏡文字）」といって、左右反転して書かれているため読みにくい。彼は(C)自分の仕事を秘密にしようとしていたのではないか、と考える人もいる。しかし、それは事実ではない。レオナルドは左手で字を書いた（時には絵を描いた）のだ。当時のペンは、羽ペン（大きな羽根）の先をペンナイフで切って(D)作られた。左利きの人が羽ペンを使って普通に書くのは難しいが、逆に書くのはとても楽なのだ。

　レオナルドは、自分のノートに書いた研究を発表するつもりだったのだろう。彼は、ひとつの研究が各ページの表と裏を占めるよう、多くのページを丁寧に整理している。人間の心臓に関する、また、子宮と胎児に関する、(E)絵と文章のページがある。また、肩の筋肉が描かれたページや、腕がどのように動くかが描かれたページもある。

　このノートはレオナルドの存命中には(F)出版されなかった。レオナルドの死後、彼を知る様々な人々の間で分けられた。それらは現在、ウィンザー城、ルーブル美術館、大英図書館など、美術館や図書館にほぼすべてが所蔵されている。

Ⅱ

〔解答〕

(a) 2　　(b) 2　　(c) 4　　(d) 3
(e) 2　　(f) 4　　(g) 1　　(h) 3

〔出題者が求めたポイント〕

(a) 第2文型の look が正解。look C で「～に見える」。alike は「似ている」という意味の形容詞。
(b) 仮定法過去の文なので、would be が正解。
(c) be likely to V「～する可能性がある」。
(d) make oneself at home「くつろぐ、気楽にする」。
(e) All things considered「すべてのことを考慮すると」。Considering all things も同意。
(f) Without ～「～がなければ、なかったならば」。But for も同意。
(g) get rid of ～「～を取り除く」。take hold of ～「～をつかむ」。make fun of ～「～をからかう」。get out of ～「～から外に出る」。
(h) As far as I am concerned「私に関する限り」。

〔問題文訳〕

(a) 外見は、私の兄弟はとてもよく似ている。
(b) この地域は、もし化学工場がこれほど多くなければ、小学校を建てるのに適しているのだが。
(c) 異文化を経験するために若者を海外に派遣することは、彼らに大きな影響を与える可能性がある。
(d) どうぞお座りになって、くつろいでください。
(e) すべてのことを考慮すると、彼女はよくやったと思う。
(f) プロジェクトに専念していなかったなら、彼女は自分の業績を改善することはできなかっただろう。
(g) 私はオフィスの虫を駆除しようとしたが、まだいたるところにいる。
(h) 私に関する限り、パーティーがいつになるかは気にしない。

Ⅲ

〔解答〕

(a) 1　　(b) 4　　(c) 6　　(d) 5

〔出題者が求めたポイント〕

(a) ém-pire / ne-gléct / re-grét / pre-vént / pre-díct
(b) póst-card / fóre-cast / áb-sence / ma-ríne / fór-ward
(c) bár-ri-er / més-sen-ger / éd-u-cate / é-qual-ly / át-mo-sphere /
(d) ap-pár-ent-ly / al-tér-na-tive / im-mé-di-ate / au-thór-i-ty / dés-per-ate-ly

Ⅳ

〔解答〕

A. (a) 1　　(b) 4　　(c) 6　　(d) 5

           (e)　3　　(f)　7
B．(a)　6　　(b)　2　　(c)　7　　(d)　5
           (e)　1　　(f)　4
C．(a)　5　　(b)　4　　(c)　1　　(d)　2
           (e)　7　　(f)　6

〔出題者が求めたポイント〕

正解の英文

A．The dictionary was (not where) he (said it would be). （不要語：in）

B．It is (easier to make) plans than it is to (carry them out). （不要語：do）

C．Please (keep me informed) of (whatever happens while) I'm away on my business trip. （不要語：tell）

数　学

解答

4年度

Ⅰ

〔解答〕

(1)	(2)	(3)	(4)
$-\dfrac{\sqrt{3}}{2}$	$\dfrac{2\sqrt{5}}{5}$	12	4

〔出題者が求めたポイント〕

(ⅰ) 三角関数

加法定理を利用すると sin と cos の角の部分が同じである 1 次の和の形になるので合成する。

(ⅱ) 平面ベクトル

$\overrightarrow{OP}$ と $\overrightarrow{AB}$ をそれぞれ成分で表して垂直→内積が 0 を利用する。

(ⅲ) 指数関数

底を 10 とする対数(常用対数)にする。

(ⅳ) 整数

$a=7k+5,\ b=7\ell+4(k,\ \ell$ は整数$)$ としてもよいが，合同式を使う方が計算が楽になる。

〔解答のプロセス〕

(ⅰ)　$y=\sin\theta+\cos\left(\theta+\dfrac{\pi}{6}\right)$

$=\sin\theta+\dfrac{\sqrt{3}}{2}\cos\theta-\dfrac{1}{2}\sin\theta$

$=\dfrac{1}{2}\sin\theta+\dfrac{\sqrt{3}}{2}\cos\theta$

$=\sin\left(\theta+\dfrac{\pi}{3}\right)$

である。

$0\leqq\theta\leqq\pi$ のとき

$\dfrac{\pi}{3}\leqq\theta+\dfrac{\pi}{3}\leqq\dfrac{4}{3}\pi$

であるから，

$-\dfrac{\sqrt{3}}{2}\leqq\sin\left(\theta+\dfrac{\pi}{3}\right)\leqq 1$

よって，求める最小値は $\theta=\pi$ のとき $\boxed{-\dfrac{\sqrt{3}}{2}}$

(ⅱ)　$\overrightarrow{OP}=\dfrac{2\overrightarrow{OA}+\overrightarrow{OB}}{3}$

$=\dfrac{1}{3}\left\{2\begin{pmatrix}2\\t\end{pmatrix}+\begin{pmatrix}-2\\3t\end{pmatrix}\right\}$

$=\dfrac{1}{3}\begin{pmatrix}2\\5t\end{pmatrix}$

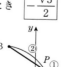

$\overrightarrow{AB}=\begin{pmatrix}-2\\3t\end{pmatrix}-\begin{pmatrix}2\\t\end{pmatrix}=\begin{pmatrix}-4\\2t\end{pmatrix}$

$\overrightarrow{OP}\perp\overrightarrow{AB}$ となる t は $\overrightarrow{OP}\cdot\overrightarrow{AB}=0$ つまり

$\dfrac{1}{3}(2\times(-4)+5t\times 2t)=0$ の解である。

$10t^2=8$ より $t^2=\dfrac{4}{5}$

$t>0$ により $t=\dfrac{2}{\sqrt{5}}=\boxed{\dfrac{2\sqrt{5}}{5}}$

(ⅲ)　$\left(\dfrac{1}{2}\right)^n>0$ より

$\left(\dfrac{1}{2}\right)^n<0.0003$ の両辺に常用対数をとると

$\log_{10}\left(\dfrac{1}{2}\right)^n<\log_{10}0.0003\left(=\log_{10}\dfrac{3}{10000}\right)$

$n\log_{10}2^{-1}<\log_{10}3-\log_{10}10^4$

$-n\log_{10}2<\log_{10}3-4$

$\log_{10}2=0.3010,\ \log_{10}3=0.4771$ を用いて

$0.3010\times n>3.5229$

$n>11.70\cdots$

最小の自然数 n は $n=\boxed{12}$

(ⅳ)　合同式の部分は法を 7 とする。

$a\equiv 5,\ b\equiv 4$ により

$a^2\equiv 5^2=25\equiv 4$ なので

$2a^2b\equiv 2\cdot 4\cdot 4=32\equiv 4$　よって，求める余りは $\boxed{4}$

Ⅱ

〔解答〕

(ⅰ)　$6-4\sqrt{2}\leqq q\leqq 6+4\sqrt{2}$　　(ⅱ)　$p\leqq-4$

〔出題者が求めたポイント〕

数Ⅱの微分

(ⅰ)　C と ℓ の共有点の x 座標を求める方程式において，文字定数 q を分離し，グラフを利用する。

(ⅱ)　(ⅰ)と同様に q を分離する。共有点が 1 個となるのは実数解の個数が 1 個の場合なので，3 次関数のグラフがどのような形状になればよいか考える。

〔解答のプロセス〕

(ⅰ)　$p=2$ のとき ℓ は $y=2x+q$ であり，ℓ 上の点の x 座標が実数のとき，y 座標は必ず実数となるので，

C と ℓ の共有点の x 座標は

$x^3+3x^2-x+1=2x+q$

つまり，$x^3+3x^2-3x+1=q$　…① の実数解である。

よって

C と ℓ が 2 個以上の共有点をもつ

$\Leftrightarrow$　①が異なる実数解を 2 個以上もつ　…(＊)

(①の左辺)$=x^3+3x^2-3x+1=f(x)$ として，$y=f(x)$ のグラフを描く。

$f'(x)=3x^2+6x-3$

$=3(x^2+2x-1)$ であるので

$f'(x)=0$ の解は　$x=-1\pm\sqrt{2}$

$f(x)$ を x^2+2x-1 で割ることにより $f(x)$ は，

$f(x)=(x^2+2x-1)(x+1)-4x+2$ と変形できるから

$f(-1\pm\sqrt{2})=-4(-1\pm\sqrt{2})+2=6\mp4\sqrt{2}$

よって，$f(x)$ の増減は次のようになる。

x	$\cdots$	$-1-\sqrt{2}$	$\cdots$	$-1+\sqrt{2}$	$\cdots$
$f'(x)$	$+$	0	$-$	0	$+$
$f(x)$	$\nearrow$	極大 $6+4\sqrt{2}$	$\searrow$	極小 $6-4\sqrt{2}$	$\nearrow$

また，曲線 $y=f(x)$ は次図のようになる。

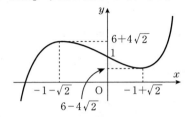

（＊）となるのは，直線 $y=q$ が曲線 $y=f(x)$ と 2 個以上の共有点をもつときだから，求める q の値の範囲は $\boxed{6-4\sqrt{2} \leqq q \leqq 6+4\sqrt{2}}$ である。

(ii)　C と ℓ の共有点の x 座標は
$$x^3+3x^2-x+1=px+q$$
つまり，$x^3+3x^2-(1+p)x+1=q$ …②の実数解である。したがって，

どのような q の値に対しても，C と ℓ の共有点が 1 個
⇔任意の実数 q に対して，②が実数解を 1 個だけもつ
…（★）

（②の左辺）$=x^3+3x^2-(1+p)x+1=g(x)$ とすると，

（★）となるのは，曲線 $y=g(x)$ と直線 $y=q$ が任意の実数 q に対して，常に共有点がただ 1 つのときである。これは，$y=g(x)$ がすべての実数 x に対して単調な関数となるときであるから，

$g'(x)=3x^2+6x-(1+p)$ により

$g'(x)=0$ の判別式 $D \leqq 0$

つまり，$\dfrac{D}{4}=3^2+3(1+p) \leqq 0$

$\therefore \boxed{p \leqq -4}$

これが求める p の値の範囲である。

化　学

解答

4年度

❶

〔解答〕

問1　ア　(2)　　イ　(6)　　ウ　(9)

問2　(2)　　問3　8.5kg

問4　(i) NH_4^+ : (15)　　NO_3^- : (23)

　　　(ii) $2NH_4^+ + 4O_2 \longrightarrow 2NO_3^- + 2H_2O + 4H^+$

〔出題者が求めたポイント〕

窒素とその化合物，塩の水溶液，化学反応式の量的関係，酸化数

〔解答のプロセス〕

問1　ウ　土壌中に存在するアンモニウム塩は亜硝酸菌や硝酸菌によって酸化され，硝酸塩に変えられる。また問4(ii)に $NH_4^+ \longrightarrow NO_3^-$ へ変化するとあるので酸化数は $-3 \longrightarrow +5$ へ変化しており，酸化されることがわかる。

問2　NH_4NO_3 は強酸の HNO_3 と弱塩基の NH_3 からできた正塩なので水溶液は弱酸性を示す。

問3　問題文より化学反応式は次のように表される。

　　$2NH_3 + CO_2 \longrightarrow CO(NH_2)_2 + H_2O$

アンモニア（モル質量 17.0 g/mol）と尿素（モル質量 60.0 g/mol）は 2:1 で反応するので，必要なアンモニアの質量を x〔g〕とおくと，

$$\frac{x}{17.0} : \frac{15.0 \times 10^3}{60.0} = 2 : 1$$

$$x = 8.5 \times 10^3 g$$

問4(ii)

亜硝酸菌によって NH_4^+ から NO_2^- を生じる反応

　　$2NH_4^+ + 3O_2 \longrightarrow 2NO_2^- + 2H_2O + 4H^+$

硝酸菌によって亜硝酸イオンから硝酸イオンを生じる反応

　　$2NO_2^- + O_2 \longrightarrow 2NO_3^-$

これらを加えて

　　$2NH_4^+ + 4O_2 \longrightarrow 2NO_3^- + 2H_2O + 4H^+$

❷

〔解答〕

問1　ア　(3)　　イ　(6)

問2　142kJ　　問3　(4)　　問4　(5)

〔出題者が求めたポイント〕

エタノールの製法，ヘスの法則，触媒，化学反応式の量的関係

〔解答のプロセス〕

問1　アルコール発酵

　　$C_6H_{12}O_6 \longrightarrow 2C_2H_5OH + 2CO_2$

工業的には，リン酸を触媒としてエチレンに水を付加させてつくる。

　　$CH_2 = CH_2 + H_2O \longrightarrow C_2H_5OH$

問2　アルコール発酵の反応熱を Q〔kJ〕とおく。

　　$C_6H_{12}O_6$(固) $= 2C_2H_5OH$(液) $+ 2CO_2$(気) $+ Q$

反応熱 ＝（生成物の生成熱の和）－（反応物の生成熱の和）より，

　　$Q = (278 \times 2 + 394 \times 2) - 1273 = 71kJ$

これは 2mol のエタノールが生成する際の反応熱なので，4mol の反応熱は，

　　$2 \times 71 = 142kJ$

問3　触媒を用いると，活性化エネルギーがより小さい反応経路で反応が進行する。すると，活性化状態に達しやすくなるので，反応速度は大きくなる。

問4　$CH_2 = CH_2 + H_2O \longrightarrow C_2H_5OH$

エチレン（モル質量 28.0 g/mol）とエタノール（モル質量 46.0 g/mol）は 1:1 で反応するので，生成するエタノールの質量を x〔g〕とおくと，

$$\frac{1.40 \times 10^3}{28.0} : \frac{x}{46.0} = 1 : 1$$

$$x = 2.30 \times 10^3 g$$

❸

〔解答〕

問1　ア　(11)　　イ　(16)　　ウ　(18)

　　　エ　(19)

問2　(i) 878　　(ii) 6　　(iii) 174

問3　$(R-COO)_2Ca$

〔出題者が求めたポイント〕

油脂，セッケン，ヨウ素価，化学反応式の量的関係

〔解答のプロセス〕

問1　ア

R^1COOH	CH_2OH		R^1COOCH_2	
R^2COOH ＋	$CHOH$	エステル化	R^2COOCH	＋ $3H_2O$
R^3COOH	CH_2OH		R^3COOCH_2	

高級脂肪酸　グリセリン（1,2,3-プロパントリオール）　　油脂

イ　脂肪油に，ニッケルを触媒として水素を付加すると，不飽和脂肪酸の一部が飽和脂肪酸に変わり，固化する。こうしてできた油脂を硬化油という。植物性油脂からつくった硬化油はマーガリンの原料となる。

ウ

R^1COOCH_2			R^1COONa	CH_2OH
R^2COOCH ＋ $3NaOH$	けん化		R^2COONa ＋	$CHOH$
R^3COOCH_2			R^3COONa	CH_2OH

油脂　　　　　　　　　　　　　セッケン　グリセリン

問2(i)　リノール酸 $C_{17}H_{31}COOH$ の分子量は 280.0，グリセリンの分子量は 92.0 である。エステル化の際に H_2O（分子量 18.0）分をひくことに注意する。

　　$280.0 \times 3 + 92.0 - (18.0 \times 3) = 878.0$

(ii) リノール酸の C=C は 2 つあるので油脂中には 6 つの C=C が存在する。

(iii) (ii)より油脂 1 mol につき，I_2 は 6 mol 付加するので，必要な I_2 の質量を x〔g〕とすると，

$$\frac{100}{878.0} : \frac{x}{254.0} = 1 : 6$$

$$x = 173.6\,\mathrm{g}$$

受験学部学科コード		受験番号		氏名	(漢字)

89 A 英語

2022年度（解答用紙）

欠席欄（受験生は記入しないこと）
21

（注）解答欄の黒枠内の左上部にある小さな数字は、解答には全く関係ありません。

〔I〕

(A)	(B)	(C)	(D)	(E)	(F)
22	23	24	25	26	27

〔II〕

(a)	(b)	(c)	(d)	(e)	(f)	(g)	(h)
28	29	30	31	32	33	34	35

〔III〕

(a)	(b)	(c)	(d)
36	37	38	39

〔IV〕

	(a)	(b)	(c)	(d)	(e)	(f)
A	40	41	42	43	44	45
B	46	47	48	49	50	51
C	52	53	54	55	56	57

この解答用紙は153%に拡大すると、ほぼ実物大になります。

⑨1　　C　数　学　　　　　2022年度（解答用紙）

[I]

(i)（1）＿＿＿＿＿＿＿　　(ii)（2）＿＿＿＿＿＿＿

(iii)（3）＿＿＿＿＿＿＿　　(iv)（4）＿＿＿＿＿＿＿

[II]

(i)　　　　　　　　　　　　(ii)

答＿＿＿＿＿＿＿＿＿＿　　答＿＿＿＿＿＿＿＿＿＿

この解答用紙は163％に拡大すると、ほぼ実物大になり

受験学部 学科コード		受験番号		氏名 (漢字)	

942　Q　化　学（薬学部）　2022 年度　（解答用紙）

（注）解答欄の黒枠内の左上部にある小さな数字は、
　　　解答には全く関係ありません。

1

問1

ア	イ	ウ
22	23	24

問2
25

問3
	kg

問4

i		ii
NH_4^+	NO_3^-	
26 ⋮ 27	28 ⋮ 29	$\longrightarrow$

点　数
30 ⋮ 31

2

問1
ア	イ
32	33

問2
	kJ

問3
34

問4
35

点　数
36 ⋮ 37

3

問1

ア	イ	ウ	エ
38 ⋮ 39	40 ⋮ 41	42 ⋮ 43	44 ⋮ 45

問2

i	ii	iii

問3

点　数
46 ⋮ 47

この解答用紙は 163％に拡大すると、ほぼ実物大になります。

令和3年度

問 題 と 解 答

英　語

問題

（2科目　60分）

3年度

〔I〕　次の英文の空所（　A　）〜（　F　）を埋めるのに最も適切なものを下の1〜9の中から選び，その番号を記入せよ。

As you may know, hot air rises. So why is it so cold at the top of a mountain? Well, it helps if you imagine the ground here on Earth as a big heater. It keeps us warm, and if you move away from the heater you feel cold. So what "heats up" the heater? The light and warmth from the Sun. Scientists call this light and warmth "radiation".

The light and warmth from the Sun travel through space towards Earth and pass through our atmosphere. But the atmosphere （　A　） at holding onto the warmth from the Sun. The heat just slips straight through it. Eventually, the heat from the Sun hits the ground and the ground soaks it up. This especially happens （　B　）, which are very good at absorbing heat. Other places, like snow fields, are more likely to reflect the radiation — meaning it bounces back towards the Sun instead of being soaked up by the ground.

The higher up you go, the further you are away from the "heater" that （　C　） — the ground that has absorbed the warmth from the Sun. At the top of mountains, it can get so cold people could die within minutes （　D　）. That's because the air up there is just really bad at "holding onto" the radiation coming from the Sun, and the warmth passes straight through it on its journey towards the ground.

And all the way up （　E　）, there is a lot more radiation from the Sun, and astronauts wear special suits to protect themselves from it. But there's also no air in space, which means there's really nothing much at all to "hold onto" the warmth of the Sun and make the temperature around you feel warm. So if you were unlucky enough to be caught in space without a suit, you （　F　） to death before the Sun's radiation would get you.

注　radiation　（太陽光の）放射

　　soak up　吸収する

　　bounce　跳ね返る

[出典："Curious Kids: Why Is Air Colder the Higher up You Go?" 2019. https://education. abc.net.au/newsandarticles/blog/-/b/3285002/curious-kids-why-is-air-colder-the-higher-up-you-go-?sf217379105=1 に基づく]

1．is changing

2．would freeze

3．without special protection

4．in the light

5．isn't very good

6．is keeping us all warm

7．would heat up

8．in space

9．in forests and oceans

〔Ⅱ〕 次の(a)～(h)の各文の空欄に入れるのに最も適切な語(句)を1～4の中から
一つずつ選び，その番号を記入せよ。

(a) There seems to be much (　　　) for improvement in our current
project.
　　　1．area 　　　2．place 　　　3．room 　　　4．zone

(b) We hired a boat (　　　).
　　　1．by hours 　　　2．by hour 　　　3．by an hour 　　　4．by the hour

(c) Kathy is extremely (　　　) her fashion.
　　　1．severe to 　　　　　　2．particular about
　　　3．strong with 　　　　　4．strict for

(d) Ichiro is (　　　) baseball player in his team.
　　　1．by far the best 　　　2．far the best
　　　3．the much best 　　　　4．very the best

(e) You (　　　) surprised to find me in such an expensive restaurant
the other evening.
　　　1．can have been 　　　2．would be
　　　3．should be 　　　　　4．must have been

(f) Mary called John (　　　) Sunday morning.
　　　1．on 　　　2．at 　　　3．in 　　　4．with

(g) She wrote it down (　　　) that she would forget it.
　　　1．unless 　　　　　　2．so as not to
　　　3．for fear 　　　　　4．on conditions

(h) If I read *Hamlet* once more, I (　　　　　) it three times.

1. had read
2. will be read
3. will have read
4. will have been reading

〔Ⅲ〕　次の(a)～(d)において，下線部の発音が見出し語と同じものを 1 ～ 4 の中から
一つ選び，その番号を記入せよ。

(a)　believe
　　　1．trial　　　　2．pity　　　　3．legal　　　　4．weather

(b)　bury
　　　1．put　　　　2．wish　　　　3．human　　　　4．threat

(c)　increase
　　　1．rose　　　　2．loose　　　　3．sugar　　　　4．treasure

(d)　headache
　　　1．peach　　　　2．watch　　　　3．scholarship　　　　4．chew

〔Ⅳ〕　次の日本文の意味を伝えるように英文の（　a　）〜（　f　）の空欄に
　　1 〜 7 の語(句)を入れ，その番号を記入せよ。なお，使わない語(句)が各問に
　　一つずつある。

A．お互いを知り合うために，このチャンスをできるだけ活かしなさい。
　　Please　make　（　a　）（　b　）（　c　）this　chance　to
　（　d　）（　e　）（　f　）each other.

　　1．to　　　　　　2．the　　　　　3．know　　　　4．of
　　5．most　　　　　6．possible　　　7．get

B．事故にあって初めて，彼女は自転車に乗るとき自分がいかに軽率だったか
　　に気付いた。
　　（　a　）（　b　）（　c　）（　d　）she realize（　e　）
　（　f　）she was when she rode a bicycle.

　　1．after　　　　2．first　　　　3．careless　　4．the accident
　　5．how　　　　　6．only　　　　7．did

C．料理に関しては，姉より私の方がかなりうまい。
　　（　a　）（　b　）（　c　）（　d　）cooking, I'm（　e　）
　（　f　）than my sister.

　　1．better　　　　2．comes　　　3．very　　　　4．to
　　5．it　　　　　　6．when　　　　7．much

数　学

問題

（2科目　60分）

3年度

[I] 次の ☐ をうめよ。答は解答用紙の該当欄^{がいとう}に記入せよ。

(i) 0から9までの10種類の数字のいずれかを使って表される3桁の整数をつくるとき，使われた数字がちょうど2種類だけであるものは （1） 個ある。

(ii) 3つの数 $\dfrac{4}{3}$，$\log_2 5$，$\log_5 7$ を小さい順に不等式で $a < b < c$ と書いたとき，$(a, b, c) =$ （2） である。

(iii) r を実数とする。$\triangle ABC$ と点 P に対して，等式 $\overrightarrow{AP} + 2\overrightarrow{BP} + 3\overrightarrow{CP} = r\overrightarrow{AB}$ が成り立つ。点 P が $\triangle ABC$ の内部または周にあるとき，r の値の範囲は （3） である。

(iv) 曲線 $y = x^2 - 2x$ $(0 \leqq x \leqq 3)$ 上の点 P から直線 $y = x$ に下ろした垂線との交点を H とする。線分 PH の長さが最大になるときの点 P の座標 (a, b) を求めると，$(a, b) =$ （4） である。

[II] （記述問題）

放物線 $C: y = x^2 + 6$ 上の異なる2点 $P(a, a^2 + 6)$，$Q(b, b^2 + 6)$ $(a < b)$ における接線をそれぞれ ℓ_1，ℓ_2 とし，その交点を R とする。このとき，次の問に答えよ。

(i) 点 R の座標を a と b を用いて表せ。

(ii) 直線 ℓ_1 と ℓ_2，および放物線 C で囲まれた図形の面積が18となるように a と b を動かすとき，点 R の軌跡の方程式を求めよ。

英　語

解答 3年度

3年度

推　薦

I

〔解答〕

(A) 5 　(B) 9 　(C) 6

(D) 3 　(E) 8 　(F) 2

〔出題者が求めたポイント〕

選択肢訳

1．変化している

2．凍えるだろう

3．特別な保護がなければ

4．光の中で

5．あまり上手くない

6．私たち全てを暖かく保ってくれる

7．熱くなるだろう

8．宇宙空間では

9．森林や海で

〔全訳〕

　ご存知の通り、熱い空気は上昇する。ではなぜ山頂はこんなに寒いのか。地球の地面を大きなヒーターだと想像してみると分かりやすい。ヒーターは私たちを暖かく保ってくれ、ヒーターから離れると寒く感じる。では、何がヒーターを「暖める」のか。それは太陽の光と暖かさだ。科学者たちはこの光と暖かさを「放射」と呼んでいる。

　太陽からの光と暖かさは、宇宙空間を通って地球に向かい、大気を通過する。しかし、大気は太陽の暖かさを保つのが(A)あまり上手くない。熱は単にそこを通過するだけなのだ。最終的に、太陽からの熱は地面に当たり、地面が熱を吸収する。これは特に(B)森林や海で起こる。というのも、こうした場所は熱を吸収するのがとても上手だからだ。雪原などの他の場所では、放射は反射される可能性が高くなる。つまり、放射は地面に吸収されるのではなく、太陽に向かって跳ね返されるのだ。

　高く登れば登るほど、(C)私たち全てを暖かく保ってくれる「ヒーター」——太陽からの熱を吸収した大地——から遠ざかることになる。山頂では、(D)特別な保護がなければ数分で死ぬほど寒さが厳しくなる。なぜなら、山頂の空気は、太陽から来る放射を「保持しておく」のが本当に下手で、暖かさは地面に向かって真っすぐ通り抜けるからだ。

　はるか上空の(E)宇宙空間では、太陽からの放射がとても多いので、宇宙飛行士は特別な宇宙服を着て太陽から身を守る。しかし、宇宙空間には空気が存在しないため、太陽の暖かさを「保持し」、周囲の温度を暖かくする機能はまったくない、ということになる。なので、もし運悪く宇宙服を着ていない状態で宇宙に留まることになったら、太陽の放射があなたを捕らえる前に、あなたは(F)凍えて死ぬことになるだろう。

II

〔解答〕

(a) 3 　(b) 4 　(c) 2 　(d) 1

(e) 4 　(f) 1 　(g) 3 　(h) 3

〔出題者が求めたポイント〕

(a) 選択肢の中で、「余地」の意味になるのは、roomだけ。

(b) by the hour で「時間単位で」。

(c) be particular about「～について（好みが）うるさい」。

(d) 最上級を強調する副詞は、by far と very の2つだが、very は the very best の語順となる。

(e) must have been surprised で「驚いたに違いない」。

(f) 「特定の日の朝」なので、前置詞は on になる。

(g) for fear that ～「～するといけないので」。

(h) 未来の一時点（ハムレットをもう一度読んだ時点）における経験を表すので、未来完了形になる。

〔問題文訳〕

(a) 私たちの現在のプロジェクトには改善の余地がたくさんあるようだ。

(b) 私たちは時間単位でボートを借りた。

(c) キャシーはファッションに非常にうるさい。

(d) イチローはチームの中で群を抜いて最高の野球選手だ。

(e) この前の晩、あんなに高いレストランに私がいたのを見て、あなたは驚いたに違いない。

(f) メアリーは日曜日の朝ジョンに電話した。

(g) 忘れるといけないので、彼女はそれを書き留めた。

(h) ハムレットをもう1度読めば、私は3回読んだことになります。

III

〔解答〕

(a) 3 　(b) 4 　(c) 2 　(d) 3

〔出題者が求めたポイント〕

(a) bel<u>ie</u>ve[iː] / tr<u>i</u>al[aiə] / p<u>i</u>ty[i] / l<u>e</u>gal[iː] / w<u>ea</u>ther[e]

(b) b<u>u</u>ry[e] / p<u>u</u>t[u] / w<u>i</u>sh[i] / h<u>u</u>man[juː] / thr<u>ea</u>t[e]

(c) increa<u>s</u>e[s] / ro<u>s</u>e[z] / loo<u>s</u>e[s] / <u>s</u>ugar[ʃ] / trea<u>s</u>ure[ʒ]

(d) hea<u>d</u>a<u>ch</u>e[k] / pea<u>ch</u>[tʃ] / wat<u>ch</u>[tʃ] / <u>sch</u>olarship[k] / <u>ch</u>ew[tʃ]

IV

〔解答〕

A. (a) 2 　(b) 5 　(c) 4 　(d) 7

　 (e) 1 　(f) 3

B. (a) 6 　(b) 1 　(c) 4 　(d) 7

(e) 5　(f) 3
C. (a) 6　(b) 5　(c) 2　(d) 4
(e) 7　(f) 1

〔出題者が求めたポイント〕

正解の英文

A. Please make (the most of) this chance to (get to know) each other.（不要語：possible）

B. (Only after the accident did) she realize (how careless) she was when ～ .（不要語：first）

C. (When it comes to) cooking, I'm (much better) than my sister.（不要語：very）

数　学

解答

3年度

I

〔解答〕

(i)(1)　243　　(ii)(2)　$\log_5 7 < \dfrac{4}{3} < \log_2 5$

(iii)(3)　$-2 \leqq r \leqq 1$　　(iv)(4)　$\left(\dfrac{3}{2}, \ -\dfrac{3}{4} \right)$

〔出題者が求めたポイント〕

(i)　場合の数

　1〜9の中から2つ選ぶ（$_9C_2$ 通り）と，3桁の整数は 2^3 通りできるが，そのうち2つは1つの文字のみになるので，$2^3 - 2$ が選んだ2種類の数字を使う。0を含むのは，残り1（a）を選んで，$a00$, $a0a$, $aa0$ の3通り。

(ii)　対数関数

　$\log_2 5 = x$, $\log_5 7 = y$ とおく。

　$(2^x)^3$ と $\left(2^{\frac{4}{3}} \right)^3$, $(5^y)^3$ と $\left(5^{\frac{4}{3}} \right)^3$ を比べてみる。

(iii)　平面ベクトル

　$\overrightarrow{AP} = s\overrightarrow{AB} + t\overrightarrow{AC}$ で表わされるとき，点 P が三角形 ABC の内部または周となるのは，$s \geqq 0$, $t \geqq 0$, $s + t \leqq 1$

(iv)　平面図形，微分法

　$P(t, \ t^2 - 2t)$ とする。

　$y = x$ と垂直な直線の傾きは -1

　傾き m で点 $(x_0, \ y_0)$ を通る直線の方程式は，

　$y = m(x - x_0) + y_0$

　点 H の座標を求めて，PH^2 を求める。

　PH^2 を t で微分し増減表を作り，最大となるときの t を求め，P の座標を求める。

〔解答のプロセス〕

(i)　1〜9から2つ数字を選ぶ $_9C_2 = 36$

　2つの数字を使って3桁の整数をつくる。$2^3 - 2$

　よって，$36 \times (8 - 2) = 216$

　0と1〜9から1つの数字（a）を選ぶ $_9C_1 = 9$

　2つの数字を使うと3桁の整数は

　$a00$, $a0a$, $aa0$ の3通り。

　よって，$9 \times 3 = 27$

　従って，$216 + 27 = 243$（通り）

(ii)　$\log_2 5 = x$, $\log_5 7 = y$ とする。

　$2^x = 5$ より　$(2^x)^3 = 5^3 = 125$

　$\left(2^{\frac{4}{3}} \right)^3 = 2^4 = 16$　よって，$\dfrac{4}{3} < x$　　…①

　$5^y = 7$ より　$(5^y)^3 = 7^3 = 343$

　$\left(5^{\frac{4}{3}} \right)^3 = 5^4 = 625$　よって，$y < \dfrac{4}{3}$　　…②

　①，②より　$\log_5 7 < \dfrac{4}{3} < \log_2 5$

(iii)　$\overrightarrow{AP} + 2(\overrightarrow{AP} - \overrightarrow{AB}) + 3(\overrightarrow{AP} - \overrightarrow{AC}) = r\overrightarrow{AB}$

　$\overrightarrow{AP} = \dfrac{2+r}{6}\overrightarrow{AB} + \dfrac{1}{2}\overrightarrow{AC}$

　$\dfrac{2+r}{6} \geqq 0$　より　$r \geqq -2$　　…①

　$\dfrac{2+r}{6} + \dfrac{1}{2} \leqq 1$　より　$r \leqq 1$　　…②

　①，②　より　$-2 \leqq r \leqq 1$

(iv)　$P(t, \ t^2 - 2t)$ とする。$a = t$, $b = t^2 - 2t$

　直線 PH の傾きは，$y = x$ と垂直なので，-1。

　直線 PH の方程式は，

　$y = -1(x - t) + t^2 - 2t = -x + t^2 - t$

　H の座標 $(x, \ y)$ は，

　$x = -x + t^2 - t$　より　$x = \dfrac{t^2 - t}{2}$, $y = \dfrac{t^2 - t}{2}$

　$H\left(\dfrac{t^2 - t}{2}, \ \dfrac{t^2 - t}{2} \right)$

　$PH^2 = z$ とする。

　$z = \left(\dfrac{t^2 - t}{2} - t \right)^2 + \left(\dfrac{t^2 - t}{2} - t^2 + 2t \right)^2$

　　$= \dfrac{1}{4}\{ (t^2 - 3t)^2 + (-t^2 + 3t)^2 \}$

　　$= \dfrac{1}{2}(t^4 - 6t^3 + 9t^2)$

　$\dfrac{dz}{dt} = \dfrac{1}{2}(4t^3 - 18t^2 + 18t) = t(2t^2 - 9t + 9)$

　　$= t(2t - 3)(t - 3)$

t	0	$\cdots$	$\dfrac{3}{2}$	$\cdots$	3
$\dfrac{dz}{dt}$	0	+	0	−	0
z		↗		↘	

　$t = \dfrac{3}{2}$ のとき，最大となる。$a = \dfrac{3}{2}$

　$b = \left(\dfrac{3}{2} \right)^2 - 2\left(\dfrac{3}{2} \right) = \dfrac{9}{4} - 3 = -\dfrac{3}{4}$

　$(a, \ b) = \left(\dfrac{3}{2}, \ -\dfrac{3}{4} \right)$

II

〔解答〕

(i)　$R\left(\dfrac{a+b}{2}, \ ab + 6 \right)$　　(ii)　$y = x^2 - 3$

〔出題者が求めたポイント〕

微分積分

(i)　$y = f(x)$ の上の点 $(t, f(t))$ における接線の方程式は，

　$y = f'(t)(x - t) + f(t)$

　2つの接線の方程式を連立させて交点 R を求める。

(ii) R の x 座標を c とすると,

$$\int_a^c (y - l_1 \, \text{の} \, y)dx + \int_c^b (y - l_2 \, \text{の} \, y)dx = 18$$

として a と b の関係式を求める。

〔解答のプロセス〕

(i) $c : y' = 2x$

$l_1 : y = 2a(x - a) + a^2 + 6$ より

$\qquad y = 2ax - a^2 + 6$

$l_2 : y = 2b(x - b) + b^2 + 6$ より

$\qquad y = 2bx - b^2 + 6$

$2ax - a^2 + 6 = 2bx - b^2 + 6$

$2(b - a)x = b^2 - a^2, \quad a \neq b$ より, $x = \dfrac{b + a}{2}$

$y = 2a\dfrac{b + a}{2} - a^2 + 6 = ab + 6$

$R\left(\dfrac{a + b}{2}, \ ab + 6\right)$

(ii) 直線 l_1 と l_2, および放物線 C で囲まれた面積を S とする。

$$S = \int_a^{\frac{a+b}{2}} (x^2 + 6 - 2ax + a^2 - 6)dx$$

$$\qquad + \int_{\frac{a+b}{2}}^b (x^2 + 6 - 2bx + b^2 - 6)dx$$

$$= \int_a^{\frac{a+b}{2}} (x^2 - 2ax + a^2)dx + \int_{\frac{a+b}{2}}^b (x^2 - 2bx + b^2)dx$$

$$= \left[\frac{1}{3}x^3 - ax^2 + a^2x\right]_a^{\frac{a+b}{2}}$$

$$\qquad + \left[\frac{1}{3}x^3 - bx^2 + b^2x\right]_{\frac{a+b}{2}}^b$$

$$= \left\{\frac{(a+b)^3}{24} - a\left(\frac{a+b}{2}\right)^2 + a^2\left(\frac{a+b}{2}\right)\right\}$$

$$\qquad - \left(\frac{1}{3}a^3 - a^3 + a^3\right) + \left(\frac{1}{3}b^3 - b^3 + b^3\right)$$

$$\qquad - \left\{\frac{(a+b)^3}{24} - b\left(\frac{a+b}{2}\right)^2 + b^2\left(\frac{a+b}{2}\right)\right\}$$

$$= \frac{1}{3}(b^3 - a^3) + (b - a)\left(\frac{a+b}{2}\right)^2 - (b^2 - a^2)\left(\frac{a+b}{2}\right)$$

$$= (b - a)$$

$$\left\{\frac{1}{3}b^2 + \frac{1}{3}ab + \frac{1}{3}a^2 + \frac{1}{4}b^2 + \frac{2}{4}ab + \frac{1}{4}a^2\right.$$

$$\qquad \left. - \frac{1}{2}b^2 - \frac{2}{2}ab - \frac{1}{2}a^2\right\}$$

$$= (b - a)\left(\frac{1}{12}b^2 - \frac{1}{6}ab + \frac{1}{12}a^2\right) = \frac{1}{12}(b - a)^3$$

よって, $\dfrac{1}{12}(b - a)^3 = 18$

$(b - a)^3 = 216$　よって, $b - a = 6$

従って, $b = a + 6$

R(X, Y)として,

$$\begin{cases} X = \dfrac{a + b}{2} = \dfrac{2a + 6}{2} = a + 3 \\ Y = ab + 6 = a^2 + 6a + 6 = (a + 3)^2 - 3 \end{cases}$$

a を消去して, $Y = X^2 - 3$

よって, R の軌跡は, 放物線 $y = x^2 - 3$

受験学部 学科コード	受験番号	氏 名 ⟨漢字⟩

⑧⑨　Ａ　英　語　　2021年度　（解答用紙）

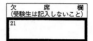

欠　席　欄
（受験生は記入しないこと）
21

（注）解答欄の黒枠内の左上部にある小さな数字は、
　　　解答には全く関係ありません。

〔Ⅰ〕

(A)	(B)	(C)	(D)	(E)	(F)
22	23	24	25	26	27

〔Ⅱ〕

(a)	(b)	(c)	(d)	(e)	(f)	(g)	(h)
28	29	30	31	32	33	34	35

〔Ⅲ〕

(a)	(b)	(c)	(d)
36	37	38	39

〔Ⅳ〕

	(a)	(b)	(c)	(d)	(e)	(f)
A	40	41	42	43	44	45
B	46	47	48	49	50	51
C	52	53	54	55	56	57

この解答用紙は153％に拡大すると、ほぼ実物大になります。

| ○ | 受験学部学科コード | | 受験番号 | | 氏名 | （漢字） |

⑨⑴　　C　　数　学　　　2021年度　（解答用紙）

［I］

(i)（1）_____　　(ii)（2）_____

点　数
22 ¦ 23

(iii)（3）_____　　(iv)（4）_____

［II］

(i)　　　　　　　　　　　　　　　(ii)

点　数
24 ¦ 25

答_____　　　　答_____

この解答用紙は163%に拡大すると、ほぼ実物大になり

令和2年度

問　題　と　解　答

英　語

問題

（2科目　60分）

2年度

〔Ⅰ〕　次の英文の空欄（　A　）～（　F　）に入れるのに最も適当なものを下の1～9の中から選び，その番号を記入せよ。

On January 15, 1929, a baby boy was born in the city of Atlanta, Georgia. The doctors said he was perfect. His parents were so happy. They named him Michael, the same name that his father had. But when little Michael was five, his father decided (　A　) Martin. So now, the little boy became Martin Luther King, Jr.

Young Martin had a very happy home life. He had an older sister named Willie Christine. (Everyone called her Chris.) He also had a younger brother named Alfred Daniel. The Kings lived in a large house on Auburn Avenue in Atlanta. Their neighborhood was comfortable. No one (　B　) very rich.

There was a lot of love in Martin's family. Martin never remembered his parents arguing. Martin's mother, Alberta Williams King, was very gentle and relaxed. Her father was a famous minister. After high school, she went to college, (　C　) did in those days. Alberta had a warm personality, and Martin always found it very easy to talk to her.

Martin's father was a large man in many ways. He weighed about 220 pounds and (　D　). Martin Jr. admired his father very much. His father's family was very poor and lived in a small, old house. They were sharecroppers. A sharecropper is a farmer who does not own his own land. Instead, he works on another farmer's land and gets some of the crop for himself. Martin's father worked hard (　E　). After college, he became a minister of the Ebenezer Baptist Church in Atlanta.

The Ebenezer Baptist Church was like a second home to Martin. He sang in the church choir. He went to Sunday school and made many friends. It was there that (　F　) — kids as well as teachers.

注　choir　聖歌隊

〔出典：Bader, Bonnie (2008). *Who Was Martin Luther King, Jr.?* Grosset & Dunlap に基づく〕

1. allowed to become the owner of the land
2. Martin learned to get along with all kinds of people
3. gains knowledge of how people could live together in peace
4. was filled with self-confidence
5. was very poor or
6. which was very difficult for many black women
7. to change both of their names to
8. to graduate from his high school and college
9. which was something that not many black women

〔Ⅱ〕 次の(a)～(h)の空欄に入れるのに最も適当な語(句)を1～4の中から一つずつ選び，その番号を記入せよ。

(a) (　　　) to go into panic mode.
1．There is no use
2．It is no point
3．There is no point in
4．It doesn't help

(b) I would prefer that you (　　　) that.
1．not mention
2．should mention not
3．didn't mention to
4．mention not

(c) At the risk of stating the obvious, feeling lonely isn't the same thing as
(　　　).
1．alone
2．being have alone
3．being alone
4．be alone

(d) Anxiety about exams can be (　　　) or worse than the exam itself.
1．as bad as　　　2．bad　　　3．as worse　　　4．as bad like

(e) The greatest pleasure in life is doing (　　　) you cannot do.
1．what do people say that
2．what people say
3．things do people say
4．things do people say that

(f) (　　　) is heavily polluted because of the factory.
1．The valley in that the town lies
2．The valley in which the town lies
3．The town in the valley lies
4．The valley where the town lies in

(g)　The monkey was seen（　　　　　） over the fence after the accident.

　　　1．climb　　　　2．climbed　　　　3．climbing　　　　4．to be climbed

(h)　（　　　　　） that so much money was wasted on the project.

　　　1．It made me be angry finding　　　2．It made me to get angry to find

　　　3．Finding made me angry　　　　4．It made me angry to find

〔Ⅲ〕 次の(a)～(d)において，下線部の発音が見出し語と同じものを1～4の中から
一つずつ選び，その番号を記入せよ。

(a) decline
1．routine　　2．cinema　　3．define　　4．marine

(b) drag
1．stage　　2．wage　　3．truck　　4．tragedy

(c) troop
1．stroke　　2．profile　　3．improve　　4．control

(d) firm
1．farm　　2．term　　3．harm　　4．alarm

〔Ⅳ〕　次の日本文の意味を伝えるように英文の（　a　）～（　f　）の空欄に
　　　　1～7の語(句)を入れ，その番号を記入せよ。なお，使わない語(句)が各問に
　　　　一つずつある。

A．彼はうれしさのあまり有頂天になって，あいさつもせずに帰った。
　　　He was（　a　）（　b　）（　c　）joy and left（　d　）
　　（　e　）（　f　）.

　　　1．himself　　　　2．saying　　　　3．beside　　　　4．good-bye
　　　5．without　　　　6．upset　　　　7．with

B．私は自分のもっとも興味のあることにのみ努力をする傾向がある。
　　　I（　a　）（　b　）（　c　）efforts（　d　）（　e　）
　　（　f　）interest me most.

　　　1．concentrate　2．that　　　　3．the things　4．tend to
　　　5．on　　　　　　6．my　　　　　7．for

C．児童福祉の促進に対する長年にわたる彼の貢献は，ユニセフによって認め
　　られてきた。
　　　（　a　）（　b　）（　c　）the promotion of children's welfare
　　（　d　）（　e　）（　f　）has been recognized by UNICEF.

　　　1．over　　　　　2．many years　3．to　　　　　4．his
　　　5．contribution　6．long　　　　7．a period of

数　学

問題

（2科目　60分）

2年度

[I]　次の □ をうめよ。答は解答用紙の該当欄に記入せよ。

(i)　m を正の整数とする。整式 $P(x) = ax^{m+1} + bx^m + 2$ が $(x-1)(x-2)$ で割り切れるとき，a と b を m を用いて表すと $(a, b) = $ (1) である。

(ii)　連立不等式 $\log_3 (k+2) < 3$，$3\log_k 2 + \log_2 k > 4$ をみたす整数 k の個数は (2) である。

(iii)　条件 $a_1 = \dfrac{2}{3}$，$a_{n+1} = \dfrac{4}{3}a_n + \dfrac{1}{3}$ $(n = 1, 2, \cdots)$ で定められる数列 $\{a_n\}$ の一般項は $a_n = $ (3) である。

(iv)　$\dfrac{\pi}{4} < \theta < \dfrac{\pi}{2}$ とする。点 O を原点とする座標平面上の3点 A$(2\cos\theta, 2\sin\theta)$，B$(2\cos 2\theta, 2\sin 2\theta)$，C$(\cos\theta, \sin\theta)$ を頂点とする △ABC の面積が $\dfrac{\sqrt{5}}{3}$ のとき，△OAB の外接円の半径は (4) である。

[II]　（記述問題）

b を正の定数とする。曲線 $C_1 : y = x^3 - 2(b+1)x^2 + b(b+2)x$，放物線 $C_2 : y = x^2 - bx$ について，次の問に答えよ。

(i)　曲線 C_1 と放物線 C_2 のすべての共有点の座標を求めよ。

(ii)　曲線 C_1 と放物線 C_2 で囲まれた2つの部分の面積が等しいとき，b の値を求めよ。

英　語

解答

2年度

Ⅰ

〔解答〕
(A) 7　(B) 5　(C) 9
(D) 4　(E) 8　(F) 2

〔出題者が求めたポイント〕
選択肢訳
1．その土地の所有者になることを許された
2．マーティンはあらゆる種類の人々とうまくやっていくことを学んだ
3．どうすれば人々が平和に共存できるかという知識を得る
4．自信に満ちていた
5．とても貧しかったか、あるいは
6．多くの黒人女性にとってとても困難だった
7．両方の名前を～に変更する
8．高校と大学を卒業する
9．それは多くない黒人女性が～ことだった

〔全訳〕
　1929年1月15日、ジョージア州アトランタ市でひとりの男の赤ちゃんが誕生した。医者は彼が五体満足だと語った。彼の両親はとても喜んだ。彼らはこの子を父親と同じ名前のマイケルと名づけた。しかし、マイケルが5歳のとき、父親は自分と子供の名前を、二人ともマーティンに変えることにした。そして、少年はマーティン・ルーサー・キング・ジュニアとなった。

　若きマーチンはとても幸せな家庭生活を送った。彼にはウィリー・クリスティンという姉がいた。（みんなは彼女をクリスと呼んだ）。弟にはアルフレッド・ダニエルがいた。キング一家はアトランタのオーバーン通りにある大きな家に住んでいた。彼らの近所は快適な場所だった。誰もひどく貧しくはなかったし、大金持ちでもなかった。

　マーティンの家族には多くの愛があった。マーティンは両親が言い争う記憶がまったくなかった。マーティンの母親アルバータ・ウィリアムズ・キングはとても優しく穏やかな人だった。彼女の父は有名な牧師だった。高校卒業後、彼女は大学に進学したが、当時そうする黒人女性は多くなかった。アルバータは暖かい性格だったし、マーティンはいつも彼女とは話しやすいと感じていた。

　マーティンの父親はいろいろな意味で大きな男だった。彼の体重は約220ポンドで、自信に満ちていた。マーティン・ジュニアは彼の父親をとても尊敬していた。彼の父親の家族はとても貧しく、小さな古い家に住んでいた。彼らは小作人だった。小作人とは自分の土地を所有していない農民のことだ。自分の土地を持つ代わりに、彼は他の農家の土地で働き、作物の一部を自分用にもらっていた。マーティンの父親は、高校と大学を卒業

するために一生懸命働いた。大学卒業後、彼はアトランタのエベネザー・バプテスト教会の牧師になった。

　エベネザー・バプテスト教会は、マーティンの第二の故郷のようだった。彼は教会の聖歌隊で歌った。彼は日曜学校に通って多くの友人を作った。そこでマーティンは、教師だけでなく子どもたちなど、あらゆる種類の人々とうまくやっていくことを学んだ。

Ⅱ

〔解答〕
(a) 4　(b) 1　(c) 3　(d) 1
(e) 2　(f) 2　(g) 3　(h) 4

〔出題者が求めたポイント〕
(a)　1．There is no use ～，2．It is no point ～，3．There is no point in ～は、～の部分が going…なら可。
(b)　would prefer の後ろが節の場合、動詞は原形（仮定法現在）が来る。
(c)　feeling lonely と比較されているので、同じく動名詞の being alone が正解。
(d)　as bad as と worse than が or で結ばれている。
(e)　what you cannot do に people say が挿入された「連鎖関係詞節」になっている。
(f)　前置詞の後ろに関係代名詞の that は来れないので、1．は不可。4．は in がなければ可。
(g)　They saw the monkey climbing ～の受動態。もしも選択肢に to climb があればそれも可。
(h)　It ～ to V の仮主語構文。「that ～を発見したことが私を怒らせた」が直訳。

〔問題文訳〕
(a)　パニックモードになっても仕方がない。
(b)　あなたにはそれを言わないでもらいたい。
(c)　当たり前のことを言うリスク覚悟で言うと、孤独を感じることはひとりでいることと同じではない。
(d)　試験への不安は、試験そのものと同じか、それ以上に深刻な場合がある。
(e)　人生の最大の喜びは、あなたにはできないと人が言うことを行うことだ。
(f)　その町がある渓谷は、工場のせいでひどく汚染されている。
(g)　その猿は、事故のあと柵を乗り越えていくのが見られた。
(h)　そのプロジェクトにそれほど多くの金が無駄に使われたのを知って私は腹が立った。

Ⅲ

〔解答〕
(a) 3　(b) 4　(c) 3　(d) 2

〔出題者が求めたポイント〕
(a) decline[ai] / routine[i:] / cinema[i] / define[ai] / marine[i:]
(b) drag[æ] / stage[ei] / wage[ei] / truck[ʌ] / tragedy[æ]
(c) troop[u:] / stroke[ou] / profile[ou] / improve[u:] / control[ou]
(d) firm[ə:] / farm[ɑ:] / term[ə:] / harm[ɑ:] / alarm[ɑ:]

Ⅳ

〔解答〕

A. (a) 3　(b) 1　(c) 7　(d) 5　(e) 2
   (f) 4
B. (a) 4　(b) 1　(c) 6　(d) 5　(e) 3
   (f) 2
C. (a) 4　(b) 5　(c) 3　(d) 1　(e) 7
   (f) 2

〔出題者が求めたポイント〕

正解の英文

A. He was (beside himself with) joy and left (without saying good-bye).(不要語：upset)

B. I (tend to concentrate my) efforts (on the things that) interest me most.(不要語：for)

C. (His contribution to) the promotion of children's welfare (over a period of many years) has been recognized by UNICEF.(不要語：long)

数　学

解答

2年度

Ⅰ

〔解答〕

(i)(1) $\left(2-\dfrac{1}{2^{m-1}},\ -4+\dfrac{1}{2^{m-1}}\right)$　　(ii)(2) 16

(iii)(3) $\dfrac{5}{4}\left(\dfrac{4}{3}\right)^{n}-1$　　(iv)(4) $\dfrac{\sqrt{30}}{5}$

〔出題者が求めたポイント〕

(i)　因数定理

$P(x)$ が $x-k$ で割り切れるとき，$P(k)=0$

(ii)　対数関数

$$\log_a b=\dfrac{1}{\log_b a}$$

$\log_n m<i$ のとき，$m<n^i$

k が整数で，底となっているので，$k\geqq 2$

(iii)　数列

$a_{n+1}=pa_n+q$ のとき，$\alpha=p\alpha+q$ なる α を求めると，

$a_{n+1}-\alpha=p(a_n-\alpha)$

$a_n-\alpha=(a_1-\alpha)p^{n-1}$

(iv)　平面図形，三角関数

A$(x_1,\ y_1)$，B$(x_2,\ y_2)$ のとき，

AB$=\sqrt{(x_2-x_1)^2+(y_2-y_1)^2}$

$\cos(\alpha-\beta)=\cos\alpha\cos\beta+\sin\alpha\sin\beta$

△ABC の面積：△OBC の面積＝AC：OC

を使って，△OBA の面積を求める。

△OBA の面積$=\dfrac{1}{2}$OA$\cdot$OB$\sin\theta$

より，$\sin\theta$，$\cos\theta$，AB を求める。

△OAB の外接円の半径 R とすると正弦定理より，

$$R=\dfrac{\text{AB}}{2\sin\theta}$$

〔解答のプロセス〕

(i)　$P(x)=ax^{m+1}+bx^m+2$

$P(1)=a+b+2$　より　$a+b+2=0$

よって，$b=-(a+2)$

$P(2)=2^{m+1}a+2^m b+2$　より

$2^{m+1}a+2^m b+2=0$

$2^{m+1}a-2^m a-2^{m+1}+2=0$

$2^m(2a-a)=2^{m+1}-2$

$a=2-\dfrac{1}{2^{m-1}}$，$b=-4+\dfrac{1}{2^{m-1}}$

$\left(2-\dfrac{1}{2^{m-1}},\ -4+\dfrac{1}{2^{m-1}}\right)$

(ii)　$\log_k 2$，$\log_2 k$ があり整数だから k は2以上の整数

である。$k\geqq 2$　…①

$\log_3(k+2)<3$　より　$k+2<3^3$

よって，$k<25$　…②

$3\log_k 2+\log_2 k>4$

$3\dfrac{1}{\log_2 k}+\log_2 k>4$　で

①より　$\log_2 k\geqq 1$ であるから，両辺にかける。

$(\log_2 k)^2-4\log_2 k+3>0$

$(\log_2 k-1)(\log_2 k-3)>0$

$\log_2 k<1,\ 3<\log_2 k$　より

$k<2^1,\ k>2^3=8$　…③

①，②，③より　$8<k<25$

よって，k は最小が9で最大が24

従って，個数は，$24-(9-1)=16$

(iii)　$\alpha=\dfrac{4}{3}\alpha+\dfrac{1}{3}$　とすると，$\alpha=-1$

よって，$a_{n+1}+1=\dfrac{4}{3}(a_n+1)$，$a_1=\dfrac{2}{3}$

$a_n+1=\left(\dfrac{2}{3}+1\right)\left(\dfrac{4}{3}\right)^{n-1}$

$a_n=\dfrac{5}{3}\left(\dfrac{4}{3}\right)^{n-1}-1=\dfrac{5}{3}\dfrac{3}{4}\left(\dfrac{4}{3}\right)^{n}-1$

$=\dfrac{5}{4}\left(\dfrac{4}{3}\right)^{n}-1$

(iv)　△ABC の面積を S_1，△CBO の面積を S_2 とする。

$S_1:S_2=$CA$:$OC$=1:1$

よって，$S_2=S_1$

△OAB の面積 $=2\times$△ABC の面積 $=\dfrac{2\sqrt{5}}{3}$

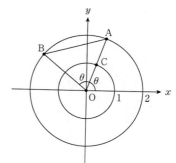

OA$=$OB$=2$ より

$\dfrac{1}{2}2^2\sin\theta=\dfrac{2\sqrt{5}}{3}$　よって　$\sin\theta=\dfrac{\sqrt{5}}{3}$

$\cos\theta=\sqrt{1-\dfrac{5}{9}}=\dfrac{2}{3}$

$\text{AB}^2=(2\cos 2\theta-2\cos\theta)^2+(2\sin 2\theta-2\sin\theta)^2$

$=4\{\cos^2 2\theta-2\cos 2\theta\cos\theta+\cos^2\theta+\sin^2 2\theta-2\sin 2\theta\sin\theta+\sin^2\theta\}$

$=4\{2-2(\cos 2\theta\cos\theta+\sin 2\theta\sin\theta)\}$

$=8\{1-\cos(2\theta-\theta)\}$

$=8(1-\cos\theta)=8\left(1-\dfrac{2}{3}\right)=\dfrac{8}{3}$

$\text{AB}=\sqrt{\dfrac{8}{3}}=\sqrt{\dfrac{24}{9}}=\dfrac{2\sqrt{6}}{3}$

$R=\dfrac{\text{AB}}{2\sin\theta}=\dfrac{2\sqrt{6}}{3}\cdot\dfrac{3}{2\sqrt{5}}=\dfrac{\sqrt{30}}{5}$

II

〔解答〕

(i) $(0,\ 0),\ (b,\ 0),\ (b+3,\ 3b+9)$

(ii) $b=3$

記述式問題なので解答のプロセスを参照せよ。

〔出題者が求めたポイント〕

積分法

(i) 曲線 C_1 と放物線 C_2 の方程式を連立させて解く。

(ii) 2つの部分の面積をそれぞれ求めて等しいとする。

〔解答のプロセス〕

(i) $C_1 : y = x^3 - 2(b+1)x^2 + b(b+2)x$

$C_2 : y = x^2 - bx$

$x^3 - 2(b+1)x^2 + b(b+2)x = x^2 - bx$

$x^3 - (2b+3)x^2 + b(b+3)x = 0$

$x\{x^2 - (2b+3)x + b(b+3)\} = 0$

$x(x-b)\{x-(b+3)\} = 0$

$x=0$ のとき，$y=0$

$x=b$ のとき，$y = b^2 - b \cdot b = 0$

$x=b+3$ のとき，

$\quad y = (b+3)^2 - b(b+3) = b^2 + 6b + 9 - b^2 - 3b$

$\quad = 3b + 9$

従って，$(0,\ 0),\ (b,\ 0),\ (b+3,\ 3b+9)$

(ii)

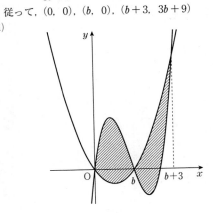

$0 < x < b$ の部分

$\quad x^3 - 2(b+1)x^2 + b(b+2)x - x^2 + bx$

$= x^3 - (2b+3)x^2 + b(b+3)x$

$\displaystyle \int_0^b \{x^3 - (2b+3)x^2 + b(b+3)x\}dx$

$= \left[\dfrac{x^4}{4} - \dfrac{(2b+3)x^3}{3} + \dfrac{b(b+3)x^2}{2} \right]_0^b$

$= \dfrac{b^4}{4} - \dfrac{2b^4 + 3b^3}{3} + \dfrac{b^4 + 3b^3}{2}$

$= \dfrac{1}{12}\{3b^4 - 8b^4 - 12b^3 + 6b^4 + 18b^3\}$

$= \dfrac{b^4 + 6b^3}{12}$

$b < x < b+3$ の部分

$\quad x^2 - bx - x^3 + (2b+2)x^2 - b(b+2)x$

$= -x^3 + (2b+3)x^2 - b(b+3)x$

$\displaystyle \int_b^{b+3} \{-x^3 + (2b+3)x^2 - b(b+3)x\}dx$

$= \left[-\dfrac{x^4}{4} + \dfrac{(2b+3)x^3}{3} - \dfrac{b(b+3)x^2}{2} \right]_b^{b+3}$

$= \left\{ -\dfrac{(b+3)^4}{4} + \dfrac{(2b+3)(b+3)^3}{3} - \dfrac{b(b+3)^3}{2} \right\}$

$\quad - \left\{ -\dfrac{b^4}{4} + \dfrac{(2b+3)b^3}{3} - \dfrac{b^3(b+3)}{2} \right\}$

$= \dfrac{(b+3)^3}{12}\{-3(b+3) + 4(2b+3) - 6b\}$

$\quad - \dfrac{b^3}{12}\{-3b + 4(2b+3) - 6(b+3)\}$

$= \dfrac{(b+3)^3(-b+3)}{12} - \dfrac{b^3(-b-6)}{12}$

$= \dfrac{-b^4 - 6b^3 + 54b + 81 + b^4 + 6b^3}{12}$

$= \dfrac{54b + 81}{12}\left(= \dfrac{18b + 27}{4} \right)$

よって，$\dfrac{b^4 + 6b^3}{12} = \dfrac{54b + 81}{12}$

$b^4 + 6b^3 - 54b - 81 = 0$

$(b-3)(b+3)^3 = 0$

$b > 0$ より $b = 3$

受験学部 学科コード	受験番号	氏 名	⎯⎯⎯⎯⎯⎯⎯⎯ (漢字)

⑧⑨　A　英　語

2020年度　（解答用紙）

欠　　席　　欄
（受験生は記入しないこと）
21

（注）解答欄の黒枠内の左上部にある小さな数字は、
　　　解答には全く関係ありません。

〔Ⅰ〕

(A)	(B)	(C)	(D)	(E)	(F)
22	23	24	25	26	27

〔Ⅱ〕

(a)	(b)	(c)	(d)	(e)	(f)	(g)	(h)
28	29	30	31	32	33	34	35

〔Ⅲ〕

(a)	(b)	(c)	(d)
36	37	38	39

〔Ⅳ〕

	(a)	(b)	(c)	(d)	(e)	(f)
A	40	41	42	43	44	45
B	46	47	48	49	50	51
C	52	53	54	55	56	57

この解答用紙は153％に拡大すると、ほぼ実物大になります。

受験学部学科コード	受験番号	氏名（漢字）

⑨1　　C　　数　学　　　　　　　2020 年度 （解答用紙）

欠　席　欄（受験生は記入しないこと）
21

[I]

(i) （1）_____　　(ii) （2）_____

点　数

22　23

(iii) （3）_____　　(iv) （4）_____

[II]

(i)　　　　　　　　　　　　　　　(ii)

点　数

24　25

答 _____　　　　　答 _____

この解答用紙は 163％に拡大すると、ほぼ実物大になり

平成31年度

問 題 と 解 答

英　語

問題

（2科目　60分）

31年度

〔I〕　次の英文の空所（　A　）〜（　F　）を埋めるのに最も適切なものを下の1〜9の中から選び，その番号を記入せよ。

Why do we laugh? That is a difficult question to answer. Something that was funny twenty years ago may not be funny today, and （　A　） in one country is not always funny in another. If we think about the humor of long ago, we can probably guess that humans started laughing even before they learned to talk. What did they laugh at? They probably laughed about some animal in pain, or perhaps they laughed after winning a battle. Pain and unhappiness have always been a part of humor.

It may be hard for us to believe, but hangings were once open for everybody to enjoy. People also used to laugh when they saw people who were sick or who had an unusual appearance. As time passed and people started moving to the cities in greater numbers, however, laughter （　B　）. Other kinds of humor then started to become more popular, although even today there are jokes that make some people unhappy. Some people even believe that the reason we tell jokes and funny stories is to （　C　）.

Physical comedy is probably the oldest kind of comedy in the world. One kind of physical comedy is slapstick. This is the kind of comedy where someone steps on a banana skin （　D　）. Other examples of slapstick are throwing food in someone's face, pushing someone into the water, or slapping someone. A second kind of physical comedy is the practical joke. Changing the time on the clocks is an example of a practical joke. Putting salt in the sugar bowl is another example.

Although physical comedy is still common in many countries and cultures, there is （　E　） and some countries have more than others. People from Athens, in Greece, were probably the first Western culture （　F　） and laugh more at words. Which kind of humor do you prefer —

the humor of the body, or the humor of words?

　　注　slapstick　ドタバタ喜劇

　　　　　　　　〔出典：Ziolkowski, S. (2002). *Laughter*. Oxford University Press に基づく〕

1．probably less of it in cities

2．and slips on

3．order to promote cruelty

4．became less about the body

5．get rid of our violent feelings

6．at all sorts of lies

7．to move away from physical comedy

8．something that is funny

9．and falls over

〔Ⅱ〕 次の(a)～(h)の各文の空欄に入れるのに最も適切な語(句)を下の1～4の中から一つずつ選び，その番号を記入せよ。

(a) (   ) my knowledge, her business failed.

1．To the most of   2．As long as

3．As far as   4．To the best of

(b) Please don't forget to submit this document to the office by the end of this month (   ).

1．at best   2．at most

3．at the latest   4．at the least

(c) Please make sure to stop at a gas station (   ).

1．until you ran out of gas

2．before you run out of gas

3．before you don't run out of gas

4．until you don't run out of gas

(d) You're allowed to go out shopping (   ) your homework in advance.

1．that you finish   2．unless you finish

3．in case you finished   4．on condition that you finish

(e) Mary has spent more than five years in Tokyo, but she (   ) there yet.

1．hasn't got used to living   2．didn't use to live

3．didn't use to living   4．hasn't got used to live

(f)　Hardly (　　　　) John arrived in London when he visited his friend's

house.

　　1．not sooner　　　　　　　　2．had

　　3．no sooner than　　　　　　4．has

(g)　The bus is expected to be delayed (　　　　) heavy snow.

　　1．in terms of　　　　　　　　2．despite of

　　3．on account of　　　　　　　4．by means of

(h)　Emily kept washing cars with (　　　　).

　　1．sweat dripped　　　　　　　2．sweat drip

　　3．sweat dropped　　　　　　　4．sweat dripping

〔**Ⅲ**〕 次の(a)～(d)において，下線部の発音が見出し語と同じものを１～４の中から
一つ選び，その番号を記入せよ。

(a) stadium
    1．label　　　2．damage　　　3．analysis　　　4．capacity

(b) flood
    1．tool　　　2．wooden　　　3．blood　　　4．hook

(c) convenient
    1．pressure　　　2．female　　　3．bell　　　4．essential

(d) comment
    1．job　　　2．pose　　　3．lose　　　4．rose

〔Ⅳ〕　次の日本文の意味を伝えるように英文の（　　a　　）〜（　　f　　）の空欄を
　　　　1〜7の語(句)で埋め，その番号を記入せよ。なお，使わない語(句)が各問に
　　　　一つずつある。

A．青春時代は将来のためになる経験を積む時だ。

（　　a　　）（　　b　　）is the time（　　c　　）（　　d　　）（　　e　　）
（　　f　　）our future life.

1．experience　　　2．young　　　3．our　　　　4．for

5．gather　　　　6．youth　　　7．to

B．私たちを助けて下さったことに感謝いたします。

（　　a　　）（　　b　　）（　　c　　）to（　　d　　）（　　e　　）（　　f　　）
us out.

1．are　　　　　2．you　　　　3．we　　　　4．helping

5．for　　　　　6．thank　　　7．grateful

C．彼が英語を勉強し始めたのは，カナダに来てからだった。

（　　a　　）（　　b　　）（　　c　　）（　　d　　）（　　e　　）（　　f　　）to
Canada that he began to study English.

1．was　　　　2．not　　　　3．after　　　　4．it

5．until　　　　6．came　　　7．he

数　学

問題

（2科目　60分）

31年度

[I]　次の $\boxed{}$ をうめよ。答は解答用紙の該当欄に記入せよ。

(i)　$0 \leqq x < 2\pi$ において，$\sin x - \cos x = -\dfrac{\sqrt{6}}{2}$ をみたす x の値は

　　$x = \boxed{（1）}$ である。

(ii)　$2^a + 5^b$ が30以下の素数になるような自然数の組 (a, b) の個数は $\boxed{（2）}$

　　である。

(iii)　$(x_1 + x_2 + x_3 + x_4)^4$ を展開した時，$x_1^2 x_4^2$ の係数は $\boxed{（3）}$ である。

(iv)　3点 O$(0, 0, 0)$，A$(3, 4, 5)$，B$(4, -2, 4)$ があるとき，三角形 OAB の

　　面積は $\boxed{（4）}$ である。

[II]　（記述問題）

関数 $f(x) = x^3 - x + 1$ について，次の問いに答えよ。

(i)　点 $(2, -1)$ から $y = f(x)$ に引いた2つの接線の接点を求めよ。

(ii)　(i) で求めた2つの接線と曲線 $y = f(x)$ $(x \geqq 0)$ で囲まれた部分の面積

　　を求めよ。

英　語

解答　31年度

Ⅰ

〔解答〕

(A) 8　(B) 4　(C) 3
(D) 9　(E) 1　(F) 7

〔出題者が求めたポイント〕

(A) is not always funny in another の主語部分になる選択肢を選ぶ。

(B) laughter の述語部分になる選択肢を選ぶ。

(C) 不定詞の to 以下の部分なので、動詞原形で始まる選択肢を選ぶ。

(D) 「バナナの皮を踏む」「そして転ぶ」なので、選択肢9を選ぶ。選択肢2は、slips on it なら可。

(E) there is S 構文の S になる選択肢を選ぶ。less of it の it は physical comedy を指す。

(F) the first Western culture を修飾する形容詞句になる選択肢を選ぶ。

〔全訳〕

　なぜ我々は笑うのか。それは答えるのが難しい質問だ。20 年前に面白かったことが、今では面白くないかも知れないし、ある国で(A)面白いことが、必ずしも他の国で面白いとは限らない。我々がずっと昔のユーモアについて考えるなら、人は話すようになる以前でさえ、笑い始めていたのではないかと推測できるだろう。彼らは何を笑ったのか。彼らは多分、痛がっている動物を笑ったか、あるいは戦いに勝った後笑ったのだろう。痛みと不幸はいつもユーモアの一部だったのだ。

　信じがたいかも知れないが、かつて絞首刑は、皆が楽しめるように公開されていた。病気の人や変わった顔をしている人を見たときも、人々は笑ったものだ。しかし時が経過し、より多くの人々が都市に移動し始めるにつれ、笑いは(B)体に関するものではなくなってきた。そして、他の種類のユーモアがより広まってくるようになった。もちろん今日でさえ、人を不幸にするジョークはあるが。中には、ジョークを言ったりおかしな話をするのは、(C)残酷さを奨励するよう求めることだと考える人さえいる。

　身体的なコメディはおそらく世界で最も古い種類のコメディだ。身体的なコメディのひとつはドタバタ喜劇だ。これは、誰かがバナナの皮を踏み、(D)そして転ぶようなコメディだ。ドタバタ喜劇の他の例は、人の顔に食べ物を投げつける、人を押して水の中に落とす、あるいは誰かをひっぱたくことだ。2 番目の種類の身体的なコメディは悪ふざけだ。時計の時間を変えるのはその一例だ。もう一つの例は、砂糖入れに塩を入れることだ。

　身体的コメディは、まだ多くの国や文化で一般的だが、(E)都会では多分それはより少なくなり、国によっては、他国よりも多いところもある。ギリシャのアテネ出身の人々は、(F)身体的なコメディから離れ、より言葉の

笑うようになった、おそらく最初の西洋文化だった。あなたは、体のユーモアか言葉のユーモアか、どちらの種類のユーモアを好むか。

Ⅱ

〔解答〕

(a) 4　(b) 3　(c) 2　(d) 4
(e) 1　(f) 2　(g) 3　(h) 4

〔出題者が求めたポイント〕

(a) To the best of my knowledge「私の知る限り」。As far as I know と同意。

(b) at best「よくても」。at most「多くても」。at the latest「遅くとも」。at the least「少なくとも」。

(c) before you run out of gas「ガソリンがなくなる前に」。

(d) on condition that you finish「あなたが終えるという条件で」。unless you finish「あなたが終えないならば」。

(e) get used to ～「～に慣れる」。get が否定の現在完了形になったものが正解。to の後ろには動名詞か名詞がくる。

(f) Hardly had S Vp.p. ～ when ...「～するやいなや…する」。

(g) on account of ～「～のせいで」。原因を表す群前置詞。

(h) with sweat dripping「汗を垂らして」。

〔問題文訳〕

(a) 私が知る限り、彼のビジネスは失敗だ。

(b) 遅くとも今月末までに、事務所へこの文書を提出することを忘れないでください。

(c) ガソリンがなくなる前に、必ずガソリンスタンドに立ち寄ってください。

(d) 前もって宿題を終えるという条件で、君は買い物に出かけてよいよ。

(e) メアリは 5 年以上東京で過ごしたが、彼女はそこでの暮らしにまだ慣れていない。

(f) ジョンはロンドンに到着するやいなや、友人の家を訪問した。

(g) 大雪のせいで、バスは遅延が予想される。

(h) エミリは汗を垂らして車を洗い続けた。

Ⅲ

〔解答〕

(a) 1　(b) 3　(c) 2　(d) 1

〔出題者が求めたポイント〕

(a) stadium[ei] / label[ei] / damage[æ] / analysis[æ] / capacity[æ]

(b) flood[ʌ] / tool[uː] / wooden[u] / blood[ʌ] / hook[u],

(c) con<u>ve</u>nient[i:] / pre<u>ss</u>ure[e] / f<u>e</u>male[i:] / be<u>ll</u>[e] /
    e<u>ss</u>ential[e]

(d) c<u>o</u>mment[a] / j<u>o</u>b[a] / p<u>o</u>se[ou] / l<u>o</u>se[u:] /
    r<u>o</u>se[ou]

Ⅳ

〔解答〕

A. (a) 3 (b) 6 (c) 7 (d) 5 (e) 1 (f) 4

B. (a) 3 (b) 1 (c) 7 (d) 2 (e) 5 (f) 4

C. (a) 4 (b) 1 (c) 2 (d) 5 (e) 7 (f) 6

〔出題者が求めたポイント〕

正解の英文

A. (Our youth) is the time (to gather experience
   for) our future life.（不要語：young）

B. (We are grateful) to (you for helping) us out.
   （不要語：thank）

C. (It was not until he came) to Canada that he
   began to study English.（不要語：after）

数 学

解答 　31年度

I

〔解答〕

(1) $\dfrac{19}{12}\pi$, $\dfrac{23}{12}\pi$　　(2) 3個

(3) 6　　(4) $3\sqrt{34}$

〔出題者が求めたポイント〕

(i) 三角関数

両辺を2乗して，$2\sin x\cos x = \sin 2x$　より

$\sin 2x$ の値から x を求める。$(0 \le 2x < 4\pi)$

$\sin x < \cos x$ となるものを答える。

(ii) 整数

30以下になる $2^a + 5^b$ の値をあげて，素数となるもの を探す。

(iii) 二項定理・多項定理

4つの因数 $(x_1 + x_2 + x_3 + x_4)$ で，x_1 を2つとり，残り2つの因数から x_4 をとる。

(iv) 空間ベクトル，三角比

$\overrightarrow{OA} = (x_1,\ y_1,\ z_1),\ \overrightarrow{OB} = (x_2,\ y_2,\ z_2)$ のとき，

$\overrightarrow{OA} \cdot \overrightarrow{OB} = x_1 x_2 + y_1 y_2 + z_1 z_2$

$\cos \angle AOB = \dfrac{\overrightarrow{OA} \cdot \overrightarrow{OB}}{|\overrightarrow{OA}||\overrightarrow{OB}|}$

$\triangle OAB$ の面積，$\dfrac{1}{2}|\overrightarrow{OA}||\overrightarrow{OB}|\sin \angle AOB$

〔解答のプロセス〕

(i) 両辺を2乗する。

$\sin^2 x - 2\sin x\cos x + \cos^2 x = \dfrac{6}{4} = \dfrac{3}{2}$

$1 - \sin 2x = \dfrac{3}{2}$　よって，$\sin 2x = -\dfrac{1}{2}$

$0 \le 2x < 4\pi$ より　$2x = \dfrac{7}{6}\pi,\ \dfrac{11}{6}\pi,\ \dfrac{19}{6}\pi,\ \dfrac{23}{6}\pi$

よって，$x = \dfrac{7}{12}\pi,\ \dfrac{11}{12}\pi,\ \dfrac{19}{12}\pi,\ \dfrac{23}{12}\pi$

問題より $\sin x < \cos x$ でなければいけないので，x は第2象限でなく第4象限である。

従って，$x = \dfrac{19}{12}\pi,\ \dfrac{23}{12}\pi$

(ii)

	$5^1 = 5$	$5^2 = 25$
$2^1 = 2$	$2+5 = 7$ ○	$2+25 = 27$ ×
$2^2 = 4$	$4+5 = 9$ ×	$4+25 = 29$ ○
$2^3 = 8$	$8+5 = 13$ ○	
$2^4 = 16$	$16+5 = 21$ ×	

○は素数，×はダメ

$(1,\ 1),\ (2,\ 2),\ (3,\ 1)$　の3個。

(iii) 4つの因数 $x_1 + x_2 + x_3 + x_4$ から2つ x_1 を，残り2つから x_4 をとって乗ずる。

$_4C_2 \cdot _2C_2 = 6$

(iv) $\overrightarrow{OA} = (3,\ 4,\ 5),\ \overrightarrow{OB} = (4,\ -2,\ 4)$

$|\overrightarrow{OA}| = \sqrt{9+16+25} = \sqrt{50} = 5\sqrt{2}$

$|\overrightarrow{OB}| = \sqrt{16+4+16} = \sqrt{36} = 6$

$\overrightarrow{OA} \cdot \overrightarrow{OB} = 3\cdot 4 + 4\cdot(-2) + 5\cdot 4 = 24$

$\cos \angle AOB = \dfrac{24}{5\sqrt{2}\cdot 6} = \dfrac{2\sqrt{2}}{5}$

$\triangle OAB$ の面積

$\dfrac{1}{2}5\sqrt{2}\cdot 6\cdot \sqrt{1 - \left(\dfrac{2\sqrt{2}}{5}\right)^2} = 15\sqrt{2}\sqrt{\dfrac{17}{25}} = 3\sqrt{34}$

II

〔解答〕

(1) $(0,\ 1),\ (3,\ 25)$　　(2) $\dfrac{27}{4}$

〔出題者が求めたポイント〕

微分積分

(i) $y = f(x)$ の $x = t$ における接線の方程式は，

$y = f'(t)(x - t) + f(t)$

これに，$x = 2,\ y = -1$ を代入し，t を求める。

(ii) (i)の接点の x 座標を α，β とし，(i)の2つの接線の 交点の x 座標を γ とする。α から γ，γ から β の面積 を上の線，下の線に注意して面積を求め加える。

〔解答のプロセス〕

(i) $f'(x) = 3x^2 - 1$

$y = f(x)$ の $x = t$ における接線の方程式は，

$y = (3t^2 - 1)(x - t) + t^3 - t + 1$

$\quad = (3t^2 - 1)x - 2t^3 + 1$

この接線が $(2,\ -1)$ を通るとすると，

$-1 = 2(3t^2 - 1) - 2t^3 + 1$　より　$2t^3 - 6t^2 = 0$

$2t^2(t - 3) = 0$　　従って，$t = 0,\ 3$

$t = 0$ のとき，$y = 0 - 0 + 1 = 1$　$(0,\ 1)$

接線は，$y = -x + 1$

$t = 3$ のとき，$y = 27 - 3 + 1 = 25$　$(3,\ 25)$

接線は，$y = 26x - 53$

従って，接点は，$(0,\ 1),\ (3,\ 25)$

(ii) 2つの接線の交点は，$-x + 1 = 26x - 53$　より

$x = 2,\ y = -1$　よって，$(2,\ -1)$

よって

$\displaystyle\int_0^2 (x^3 - x + 1 + x - 1)dx$

$\quad + \displaystyle\int_2^3 (x^3 - x + 1 - 26x + 53)dx$

$= \displaystyle\int_0^2 x^3 dx + \int_2^3 (x^3 - 27x + 54)dx$

$= \left[\dfrac{x^4}{4}\right]_0^2 + \left[\dfrac{x^4}{4} - \dfrac{27x^2}{2} + 54x\right]_2^3$

$= \left(\dfrac{16}{4} - 0\right) + \left(\dfrac{243}{4} - 58\right)$

$= \dfrac{27}{4}$

受 験 学 部 学科コード	受験番号	氏 名	(漢字)

⑧⑨　Ａ　英　語

２０１９ 年 度　（解答用紙）

(注) 解答欄の黒枠内の左上部にある小さな数字は、
　　　解答には全く関係ありません。

欠　　席　　欄
(受験生は記入しないこと)
21

〔Ⅰ〕

(A)	(B)	(C)	(D)	(E)	(F)
22	23	24	25	26	27

〔Ⅱ〕

(a)	(b)	(c)	(d)	(e)	(f)	(g)	(h)
28	29	30	31	32	33	34	35

〔Ⅲ〕

(a)	(b)	(c)	(d)
36	37	38	39

〔Ⅳ〕

	(a)	(b)	(c)	(d)	(e)	(f)
A	40	41	42	43	44	45
B	46	47	48	49	50	51
C	52	53	54	55	56	57

この解答用紙は 153％に拡大すると、ほぼ実物大になり

受験学部 学科コード	受験番号	氏 名 (漢字)

（91） C 数 学　　　　　2019 年度 （解答用紙）

〔I〕

(i) （1）＿＿＿＿＿＿＿＿＿＿＿　　(ii) （2）＿＿＿＿＿＿＿＿＿＿＿

点　数
22 ¦ 23

(iii) （3）＿＿＿＿＿＿＿＿＿＿＿　　(iv) （4）＿＿＿＿＿＿＿＿＿＿＿

〔II〕

(i)　　　　　　　　　　　　　　　(ii)

点　数
24 ¦ 25

答 ＿＿＿＿＿＿＿＿＿　　　　答 ＿＿＿＿＿＿＿＿＿

この解答用紙は 163％に拡大すると、ほぼ実物大になります。

福岡大学　薬学部（推薦）入試問題と解答

令和 6 年 5 月 24 日　初版第 1 刷発行

編　集　みすず学苑中央教育研究所

発行所　株式会社ミスズ

定価　本体 3,100 円＋税

〒167－0053

東京都杉並区西荻南 2 丁目 17 番 8 号

ミスズビル 1 階

電　話　03（5941）2924（代）

印刷所　タカセ株式会社

●本シリーズ掲載の入試問題について、万一、掲載許可手続きに遺漏や不備があると思われるものがありましたら、当社までお知らせ下さい。

●乱丁・落丁等につきましてはお取り替えいたします。

●本書の内容についてのお問合せは、具体的な質問内容を明記のうえ、ハガキ・封書を当社宛にお送りいただくか、もしくは下記のアドレスまでお問合せ願います。

〈 お問合せ用アドレス：https://www.examination.jp/contact/ 〉

ISBN978-4-86792-048-0